# Inhalt

Salate- Perfekte Gerichte für jede Jahreszeit ..................................... 2

Party- Salate ........................................ 4

Kalorienarme Salate ............................. 5

Was sollte man bei Blattsalaten beachten? ........................................... 6

**Grüne Salate** ...................................... 8

Entenbrust auf buntem Salat ............... 9

Basilikum - Rucolasalat mit Erdbeeren ................................................. 11

Weihnachtlicher Feldsalat mit Granatapfelkernen ............................. 12

Rucolasalat mit Mozzarella, Feigen und Parmesan ........................................ 13

Endiviensalat ..................................... 14

Gemischter grüner Salat mit angebratenem grünen Spargel ............ 15

Salat aus grünem Salat und Pfifferlingen ...................................... 17

Grüner Salat mit Sahnesauce ............. 18

Gemischter grüner Salat mit Parmesan und Walnüssen .................................. 19

Grüne Bohnen in Zwiebel - Sahne - Dressing ............................................ 21

Lucy Pick- Das große Salatbuch

Grüner Salat mit Zitrone...............22

Grüner Salat mit Nüssen und
Blauschimmelkäse.......................23

Grüner Salat mit Thunfisch............24

Grüner Salat mit Joghurtsoße.........25

Blattsalat mit Roter Bete...............26

Blattsalat mit Hähnchenstreifen und
cremigem Heidelbeerdressing.........28

Bunter Blattsalat mit Pfirsichen.......30

Blattsalate mit Lammfilet und
Granatapfelkernen......................32

Gebratener Kürbis auf Blattsalat......34

Gemischter Blattsalat mit Pinienkernen
und gebratenem Ziegenkäse..........35

Blattsalat mit Hähnchen und Ananas 36

Gemischter Blattsalat mit
Walnusskernen und roten Zwiebeln.....37

Blattsalat mit Feta, Blaubeeren und
Walnüssen..................................38

Blattsalat mit Johannisbeere-Senf-
Dressing....................................39

Blattsalat mit Orangen-Dressing und
Walnüssen..................................40

Bouquet von Blattsalaten mit
Himbeervinaigrette.......................41

Blattsalat mit Putensticks und Tomaten-Mozzarella-Spieße ............ 43

Frühlingshafter Erdbeer-Blattsalat zu Rhabarber-Chutney und Schnitzel ...... 45

Blattsalat mit Senf-Mayonnaise und Wachteleiern ............ 47

Winterlicher Blattsalat mit Orangen-Vinaigrette ............ 49

Bunter Blattsalat mit Kerbel-Joghurt-Soße ............ 50

Herbstlicher Blattsalat ............ 52

Bunter Blattsalat mit Räucherlachs und Radieschen-Vinaigrette ............ 53

Bunter Blattsalat ............ 54

Blattsalat mit Chili-Süßkartoffel-Vinaigrette ............ 55

Blattsalat mit Stremellachs und Wasabicreme ............ 57

Blattsalate mit Kartoffel-Senf-Dressing ............ 58

Blattsalat mit Joghurt-Kräuter-Dressing ............ 60

Gurken-Blattsalat ............ 61

Salat mit Honigchampignons ............ 62

Bunter Erdbeer-Avocado-Blattsalat ..... 64

*Lucy Pick- Das große Salatbuch*

Blattsalat mit Büffelmozzarella,
frischen Feigen und Bündner Fleisch ..66

Blattsalat mit Ziegenkäse ...............67

Blattsalat mit Putenstreifen und Mango
in Orangendressing ........................68

Gebratene Paprika auf Blattsalat ........69

Blattsalate mit Putenstreifen ...............71

Blattsalat mit Croutini ........................72

Bunter Blattsalat mit marinierten
Austernpilzen ........................74

Blattsalat mit Champignons und
Zitronendressing ........................75

Blattsalat mit warmem Ziegenkäse,
Pinienkernen und Linsen ................76

Blattsalat mit Gorgonzola ...................78

Blattsalat mit Putenstreifen ................79

Blattsalat mit Lammfilet ....................80

Blattsalat mit Nuss-Vinaigrette ...........82

Bunter Blattsalat mit Ei-Vinaigrette ...83

Blattsalat mit Zitronen-Marinade ......85

Warme Hähnchenbrust auf Eier-
Blattsalat ........................86

Bunter Blattsalat ...................88

Gemischter Blattsalat mit Früchten ....89

Lucy Pick- Das große Salatbuch

Blattsalat mit Krabben und Mandarinen............................................91

Knackiger Blattsalat mit Ei und Cocktailsauce....................................92

Bunter Blattsalat mit Kräuterlachsfilets ............................................93

Blattsalat mit Riesengarnelen und Orangen-Vinaigrette.........................95

Bunter Blattsalat mit Radieschensprossen............................97

Bunter Blattsalat mit Paprika und Croûtons............................................98

Blattsalat mit Buttermilchdressing.....99

Hähnchenfilet mit Salsa Verde auf Blattsalat............................................100

Bunter Blattsalat mit Senf-Balsam-Vinaigrette.......................................102

Gefülltes Schweinefilet zu Blattsalat..103

Blattsalat mit Filet...........................105

Real American Caesar Salad..............106

Bunter Sommersalat mit Putenbruststreifen und Caesars Dressing ............................................................107

**Außergewöhnliche Salate**....................109

Kentucky Coleslaw .............................110

Rote-Linsen-Salat mit Roter Beete......111

*Lucy Pick- Das große Salatbuch*

Winterlicher Maultaschensalat ..........113

Überbackener Ziegenkäse mit
Honigsauce..............................114

Spargel-Brotsalat .....................115

Kräutersalat...........................117

Linsensalat mit Mango und Paprika.118

Carpaccio vom Rind....................120

Rote Beete-Salat mit Ziegenkäse.........121

Italienischer Brotsalat................123

Couscoussalat mit Rosinen und Minze
......................................124

Staudensellerie-Salat.................126

Inkasalat - würziger Quinoasalat mit
Rucola und Avocado....................127

Zucchinisalat.........................129

Brezensalat...........................130

Thailändischer Glasnudelsalat mit
Gemüse................................131

Mediterraner Melonensalat.............133

Rindfleischsalat......................134

Avocado-Mozzarella-Salat mit Mango
......................................135

Kritharaki-Salat mit Hackfleisch......137

Exotischer Mango-Salat mit Paprika,
Koriander und Erdnüssen...............138

*Lucy Pick- Das große Salatbuch*

Reis nach türkischer Art ..................139

Griechischer Tomatensalat .................140

Grüner Papaya Salat ........................141

Kichererbsen-Räuchertofu-Salat mit
grünen Bohnen, Sojabohnen und
Avocado ....................................142

Kingklip an Kopfsalat und Sauerampfer
mit Papayasauce ...........................143

Karpfen blau mit Meerrettichsauce,
Petersilienkartoffeln und Blattsalat ..144

Crêpe mit Bärlauch-Frischkäsecreme auf
Blattsalat mit Kirschtomaten und
Mandel-Vinaigrette ........................146

Blattsalat mit Hähnchenleber,
Maiskolben, Zwiebeln in Balsamico-
Marinade mit Parmesanhobel ............148

Gebackene Käsestangen zu Blattsalat
..........................................150

Bohnen-Kartoffelsalat mit Oliven ......151

Kartoffelsalat mit Kürbiskernen .........153

Reissalat mit Papaya .....................155

Reissalat mit Entenbrust .................156

Fruchtiger Tandoori-Reissalat ..........158

Griechischer Reissalat ...................160

Reissalat mit Thunfisch und Putenbrust
..........................................162

Lucy Pick- Das große Salatbuch

Thunfisch in Zimt-Sesam-Kruste auf
Chili-Mango-Salat ...............164

Avocado-Mango-Salat mit Garnelen .166

Zucchini-Couscous-Salat mit
Radieschen und Möhren in
Joghurtdressing ...............167

Gnocci-Salat mit getrockneten Tomaten
und Pinienkernen ...............169

**Rezepte Nudelsalat** ...............170

Mediterraner Nudelsalat mit Rucola 171

Nudelsalat mit Mozzarella ...............173

Nudelsalat italienisch ...............174

Tortellinisalat mediterraner Art ........175

Nudelsalat mit Schafskäse und
getrockneten Tomaten ...............176

Nudelsalat mit Pesto ...............177

Tortellini-Rucola-Salat mit Parmesan
und Pesto ...............178

Nudelsalat mit Pinienkernen ...............179

Asia Nudelsalat mit Chinakohl ..........181

Sommerlicher Nudelsalat ...............182

Nudelsalat mit Pinienkernen,
getrockneten Tomaten, Basilikum und
Schafskäse ...............184

Tortellinisalat italienische Art ..........185

Grüne Bohnen - Nudel - Salat ...........187

Caesar - Nudelsalat................188
Asiatischer Nudelsalat................190
Hähnchen auf buntem Nudelsalat....191
**Rezepte Partysalate**................193
Big Mac Salat Low-Carb................194
Hot Dog Salat................196
Taco - Salat................198
Nacho-Salat................199
Bulgursalat................200
Exotischer Reissalat................201
Griechischer Schichtsalat................202
Couscous-Salat................204
Berliner Kartoffelsalat................205
Gnocchi-Salat................206
Bulgur-Salat................207
Schichtsalat................208
Mexikanischer Schichtsalat................209
Radieschen-Kartoffelsalat mit
Würstchen................210
Saftiger Kartoffelsalat................212
Schweizer Wurstsalat................214
Krautsalat mit Karotten................215
Grüner Bohnen-Kartoffel-Salat..........216
Curry-Reissalat................217

*Lucy Pick- Das große Salatbuch*

Gnocchi-Salat mit Paprika und Zucchini ...............218

Hirse-Curry-Salat ...............219

**Rezepte Dressings** ...............220

Schnelle Mayonnaise ...............221

Cassis – Balsamico ...............222

Salatsoße auf Vorrat ...............223

Basilikum-Pesto ...............224

Schnelle Vinaigrette Essig - Öl - Senf ..225

Mayonnaise ohne Ei ...............226

Johannisbeer – Essig mit Vanille Aroma ...............227

Rotes Dressing für Blattsalate ...............228

Balsamico - Senf - Honig – Dressing ...229

Senf-Honig-Dressing ...............230

Leckeres Salatdressing für alle Blattsalate ...............231

Salatdressing für Blattsalate ...............232

Einfache Salatsoße für Blattsalate .....233

Salatdressing mit Paprika für Blattsalate ...............234

Cremiges Salatdressing für Blattsalate ...............235

Saure-Sahne-Dressing ...............236

French Dressing ...............237

Lucy Pick- Das große Salatbuch

Sauerrahm-Dressing............................238

Kurkuma-Dressing...............................239

Kräuter-Dressing................................240

Erdnuss-Dressing................................241

Vinaigrette Grundrezept......................242

Sherry-Vinaigrette..............................243

Honig-Senf-Dressing...........................244

Tomaten-Vinaigrette...........................245

Champagner-Vinaigrette.....................246

Orangen-Zwiebel-Vinaigrette.............247

Himbeer-Traubenkern-Vinaigrette....248

Haselnuss-Vinaigrette..........................249

Joghurtdressing...................................250

Joghurtdressing wie beim Italiener...251

Mayo – Salatdressing Low – Carb........252

Schnelles Salatdressing........................253

Würziges Salatdressing........................254

Salatdressing wie bei Oma...................255

Mildes Sahne – Salatdressing..............256

Joghurt - Honig - Senf Dressing..........257

Das perfekte Salatdressing..................258

Salatdressing Sylter Art......................259

Salatdressing light..............................260

Salatdressing Schweizer Art...............261

Lucy Pick- Das große Salatbuch

Sauerrahm - Senf - Preiselbeer -
Salatdressing ............................262
Joghurt - Knoblauch - Salatdressing.263
Salatdressing mit Schmand und
Kräutern .............................264
Asiatisches Salatdressing ...............265
Basilikum - Vinaigrette ................266
Schnelle Vinaigrette Essig - Öl - Senf..267
Maracuja - Vinaigrette ................268
Simple Honig - Mandel - Vinaigrette.269
Pfeffer - Vinaigrette ...................270
Senf-Vinaigrette ......................271
Schnittlauch - Vinaigrette .............272
Balsamico-Vinaigrette .................273
Warme Balsamico - Sahne Vinaigrette
...........................................274
Limetten - Knoblauch - Chili -
Koriander - Vinaigrette ...............275
Radieschen - Vinaigrette ..............276
Pflaumen-Vinaigrette .................277
Pesto - Vinaigrette ...................278
Orangen-Vanille-Vinaigrette ...........279
Ahornsirup-Vinaigrette ...............280
Ingwer - Vinaigrette ..................281
Minze- Vinaigrette ....................282

Lucy Pick- Das große Salatbuch

Zitronen - Honig - Vinaigrette ..........283

Orangen - Vinaigrette ........................284

Zwiebel - Vinaigrette .........................285

Nuss-Vinaigrette ...............................286

Fruchtige Balsamico-Vinaigrette .......287

Kräuter - Vinaigrette .........................288

Kapern-Vinaigrette ............................289

Honig - Himbeer - Vinaigrette ...........290

Apfel-Vinaigrette ...............................291

Vinaigrette für Eisbergsalat ...............292

Vinaigrette für Hähnchen ..................293

Vinaigrette (Russisches Rezept) ..........294

Ratatouille - Vinaigrette ....................295

Peperoni - Vinaigrette ........................296

Italienische Vinaigrette ......................297

**Kalorienarme Dressings** ....................298

Zitronen - Joghurt - Dressing .............299

Joghurt - Dressing ..............................300

Pikantes Joghurt - Balsamico - Dressing
..........................................................301

Schnelles Kräuterquark - Dressing .....302

French - Dressing ...............................303

Dressing mit Joghurt für Blattsalate .304

Caesar's Dressing Light ......................305

Lucy Pick- Das große Salatbuch

Limone - Joghurt - Dressing..............306

Dressing für Krautsalat...................307

American Dressing........................308

Cremiges Dressing........................309

Kräuter Dressing.........................310

Tofu-Dressing............................311

Pflaumen-Dressing........................312

Seidentofu-Dressing......................313

Insel-Dressing...........................314

Salatdressing mit Buttermilch...........315

Salatdressing mit Frischkäse und
Tomatenmark..............................316

Salatdressing Low Fat....................317

Leichte Salatsoße für Kartoffelsalat....318

Leckeres und fettarmes Dressing.........319

Salatsauce für grünen Salat..............320

Orangen - Mohn - Dressing................321

Schlanke Vinaigrette.....................322

Dillsauce................................323

Joghurtdressing für Gurkensalat.......324

BONUS....................................325

Quellenangabe:...........................328

Lucy Pick- Das große Salatbuch

# SALAT KOCHBUCH

250 Salat Rezepte mit einer großen
Auswahl an Vinaigrettes,
Dressings, grüne Salate und Partysalate.
Jeden Tag das richtige Salatrezept. Inkl.
kalorienarme Rezepte zum Abnehmen.

*Lucy Pick*

# Salate- Perfekte Gerichte für jede Jahreszeit

Beliebt im Sommer können Salate noch viel mehr. Rund ums Jahr abwechslungsreich, gesund und vielfältig genießen. Finden Sie Nudelsalate oder Kartoffelsalate in verschiedenen Variationen, oder viele andere passende Rezepte für alle Gelegenheiten. Highlights im neuen Look, aber auch klassische Rezepte die immer schmecken, werden Sie in dieser Rezeptsammlung finden.

Die Basis eines grünen Salates bildet der Salat selbst. Dabei muss man nicht immer kochen, um satt zu werden. Egal ob Eisbergsalat, Rucola, Feldsalat, Pflücksalat, Kopfsalat oder die vielen anderen Blattsalate. Als Beilage oder Hauptgericht ist völlig egal, grüner Salat schmeckt einfach immer und bildet die Grundzutat für weitere kreative Zutaten. Mit anderen Obst- sowie Gemüsesorten, Dressings oder Vinaigrettes, gesunde Toppings und Kräuter lässt sich für jeden Geschmack etwas finden. Vielfältig und gesund- Salat kann einfach alles! Wir haben Salat-Rezepte für jede Gelegenheit und für jede Jahreszeit zusammengestellt, die als frische Beilage oder richtigen Sattmacher serviert werden kann. Also: An die Schüsseln, los gehts!

*Lucy Pick- Das große Salatbuch*

Keine Frage: Wer nicht auf Kalorien schauen möchte und zu den Genussmenschen gehört, kann mit Sahne oder Mayonnaise seinem Salat zu mehr „Fülle" verhelfen. Das Schöne dabei ist, dass jeder seiner Kreativität freien Lauf lassen kann. Gerne inspirieren wir sie, mal etwas Neues auszuprobieren!

Als Büro-Snack oder gesundes Mittagessen bringen Superfood-Zutaten wie Nüsse, Avocado oder Beeren den Geist wieder in Schwung und liegen nicht schwer im Magen.

*Lucy Pick- Das große Salatbuch*

# Party-Salate

Auch auf einer Party dürfen Salate nicht fehlen. Beliebt sind Salatrezepte, die für die Nacht satt machen. Es gibt zahlreiche verschiedene Variationen, eines haben sie aber alle gemeinsam: Sie sind richtig schön bunt. Reich an vielen, unterschiedlichen Zutaten kommen bei einem Partysalat die verschiedenen Geschmacksrichtungen zusammen. Sie sind eingeladen auf eine Party bei Freunden und möchten etwas mitbringen? Wie wäre es mit den Klassikern Nudelsalat, Kartoffelsalat oder Reissalat? Klingt langweilig? Wie wäre ein Schichtsalat, Tacosalat oder Quinoasalat. Damit werden sie bei allen Gästen punkten und lecker sind sie auch noch.

Wenig Arbeit, tolle Wirkung
Welcher Gastgeber freut sich nicht über so einen leckeren Mitbringsel? Für sie als Gast ist es nicht nur schnell zubereitet, sondern im Regelfall auch sehr günstig. Eine nette Deko drauf und eine passende Schüssel und schon kann die Party beginnen. Das Beste daran: Egal ob Geburtstag, Grillfest oder Sommerparty, es gibt nahezu grenzenlose und tolle Rezepte für jede Gelegenheit. Die Gäste werden begeistert sein.

*Lucy Pick- Das große Salatbuch*

# Kalorienarme Salate

Grüne Blattsalate, aber auch Tomaten, Gurken oder Paprika sind die perfekten Begleiter um Kalorien zu sparen. Leider sind die meisten Dressings nicht kalorienarm. Was Salate einsparen, machen dicke Dressings wieder kaputt. Im Nu werden aus schlanken Salaten wahre Kalorienbomben. Das muss aber nicht sein. Wir haben 25 leckere und kalorienarme Dressings zusammengestellt, die mit ihren fetten Vorbildern locker mithalten können.

Dabei setzen wir auf hochwertige Öle, fettarmen Joghurt, fettreduzierte Mayonnaise, diverse Essigsorten, gesunde Kräuter und Gewürze. So stehen sie ihrem Original in nichts nach.

*Lucy Pick- Das große Salatbuch*

# Was sollte man bei Blattsalaten beachten?

Nach der Ernte verlieren Salate schnell an Vitaminen und Frische. Deshalb achten sie immer darauf, dass der Salat noch knackig ist. Wenn der Strunk bereits braune Stellen aufweist, lieber nicht kaufen. Auf dem Wochenmarkt oder direkt bei einem Bauern ihres Vertrauens können sie jederzeit erntefrische Salate beziehen. Das gilt auch für Wintersalate, so werden Endivien, Feldsalate oder Chicorée zum vollen Genuss. Aber auch frische Salate sollten zeitnah verzerrt werden, nur so bleiben alle wichtigen Vitamine und Mineralien erhalten.

Tipp: Nach dem Waschen mit einer Salatschleuder gut trocken schleudern, denn nur trockene Salatblätter verbinden sich mit dem Dressing.

*Lucy Pick- Das große Salatbuch*

Wir haben ganz bewusst auf Fotos verzichtet und dies hat mehrere Gründe:

- dieses Kochbuch bietet mit 250 Rezepten jede Menge Kreativität. Zusätzliche Bilder nehmen nur unnötigen Platz weg

- der Preis würde sich um ein Vielfaches erhöhen und das möchten wir unseren Lesern nicht zumuten

- auch die Druckkosten für die Taschenbuchausgabe würden mit Bildern immens in die Höhe steigen, Ihnen zuliebe verzichten wir gerne darauf und halten die Kosten so gering wie möglich

*Viel Spaß beim Nachkochen wünscht Ihnen*
*Lucy Pick*

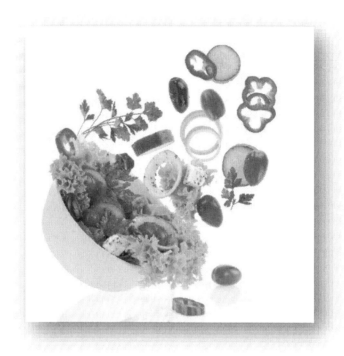

# Grüne Salate

*Lucy Pick - Das große Salatbuch*

## Entenbrust auf buntem Salat

Zutaten für 4 Portionen:
100 g geröstete und gesalzene Pistazien
2 Entenbrüste (je ca. 350 g)
600 g Blattsalat
Salz (Fleur de SEL)
Crema di Balsamico
Pfeffer aus der Mühle

Für das Dressing:
Salz und Pfeffer
1 EL Balsamico Blanco
1 Prise Zucker
2 EL Rinderbrühe
1 TL mittelscharfer Senf
2 EL Walnussöl
1 EL Kürbiskernöl

Zubereitung:
Die Entenbrüste werden in eine kalte Pfanne gelegt. Danach erst wird die Pfanne erhitzt. Bei mittlerer Hitze wird das Fett ausgebraten. Nach ca. 15 Minuten werden die Entenbrüste gewendet und nochmals für ca. 3 Minuten angebraten. Die Entenbrüste werden aus der Pfanne genommen und im vorgeheizten Backofen bei 80°C für 30 Minuten ruhen gelassen.

*Lucy Pick- Das große Salatbuch*

Der Salat wird in der Zeit gezupft, gewaschen und trocken geschleudert. Den Salat in eine große Schüssel geben. Für das Dressing werden alle Zutaten miteinander verrührt und über den Salat gegeben. Auf Tellern wird der fertige Salat angerichtet. Die fertigen Entenbrüste werden schräg in Scheiben geschnitten und auf dem Salat verteilt. Pro Entenbrust wird ein Tropfen Crema di Balsamico darüber geträufelt und mit Fleur de SEL sowie Pfeffer gewürzt. Zum Servieren wird der fertige Salat mit den Pistazien und den Walnusskernen garniert.

*Lucy Pick- Das große Salatbuch*

# Basilikum - Rucolasalat mit Erdbeeren

Zutaten für 4 Portionen:
Salz und Pfeffer
225 g zarter Rucola
4 EL geröstete Pinienkerne
1 Bund Basilikum
8 EL Olivenöl
500 g Erdbeeren
50 g flüssiger Honig
50 g Pecorino
5 EL weißer Balsamico

Zubereitung:
Der Rucola und der Basilikum werden grob zerteilt. Die Erdbeeren werden geviertelt. Der Pecorino wird gehobelt. Auf einem Teller werden der Salat, das Basilikum und die Erdbeeren angerichtet. Aus allen flüssigen Zutaten wird eine Soße hergestellt. Diese wird gewürzt und über den Salat geträufelt. Zum Servieren wird der Salat mit den Pinienkernen und dem Pecorino bestreut.

*Lucy Pick- Das große Salatbuch*

# Weihnachtlicher Feldsalat mit Granatapfelkernen

Zutaten für 6 Portionen:
Kräuter nach Wahl, 500 g Feldsalat
Gemüsebrühe, Instant
1 Granatapfel, Salz und Pfeffer
2 Handvoll Walnüsse
etwas Zucker
12 Scheiben Frühstücksspeck
2 EL Essig, 1 EL Honig
4 EL Öl, 1 EL mittelscharfer Senf

Zubereitung:
Der Granatapfel wird geteilt. Mit einem Löffel werden die Kerne entfernt. Der dabei austretende Saft wird aufgefangen. Der Feldsalat wird gewaschen, geputzt und auf einem Salatteller angerichtet. Der Frühstücksspeck wird kross angebraten und auf einem Küchenpapier abgetropft. Die Walnüsse werden in einer Pfanne mit dem Zucker karamellisiert. Für das Dressing wird der Honig mit dem Öl, dem Senf, dem Essig und den Gewürzen vermischt. Die Granatapfelkerne werden über den Salat gegeben. Danach wird das Dressing darüber verteilt. Der Salat wird gut durchgemischt. Zum Schluss wird der Speck sowie die Walnüsse über dem Salat gestreut.

# Rucolasalat mit Mozzarella, Feigen und Parmesan

Zutaten für 4 Portionen:
Salz und Pfeffer, 200 g Rucola
2 EL Honig, 4 Feigen
3 EL Zitronensaft, 2 Mozzarella-Kugeln
6 EL Olivenöl, 4 Scheiben Parmaschinken
100 g Parmesan am Stück
etwas frische Minze

Zubereitung:
Der Rucola wird geputzt, gewaschen und trocken geschleudert. Auf einem Teller wird der Salat angerichtet. Die Feigen werden kreuzweise am Stielansatz tief eingeschnitten. Mit dem Daumen und dem Zeigefinger werden die Feigen anschließend zusammengedrückt. Die Feigen in die Mitte von dem Salat setzen. Mit der Hand werden der Schinken und die Mozzarella-Kugeln zerzupft und neben den Feigen verteilt. Darüber werden einige Minzblätter gestreut. Von dem Parmesan werden mit einem Messer dünne Scheiben abgeschabt und ebenfalls über dem Salat verstreut. 1 EL Honig wird in einem Wasserbad erhitzt. Dieser wird mit dem Olivenöl, dem restlichen Honig und dem Zitronensaft vermischt. Mit Salz und Pfeffer wird das Dressing gewürzt und über den Salat geträufelt.

# Endiviensalat

Zutaten für 4 Portionen:
Salz und Pfeffer
1 Endiviensalat
1 Prise Zucker
1 kleine Zwiebel
3 EL Öl
150 g Speck in Würfel geschnitten
2 EL Essig

Zubereitung:
Der Salat wird in feine Streifen geschnitten und gewaschen. Danach wird der Salat in warmes Wasser gelegt. In der Zeit werden die Zwiebeln geschält und in feine Würfel geschnitten. In einer Pfanne ohne Fett werden die Speckwürfel kross angebraten. Alle anderen Zutaten werden für das Dressing miteinander vermischt und abgeschmeckt. Der Salat wird trocken geschleudert. Die Zwiebelwürfel und das Dressing werden hinzugegeben und alles wird gut vermischt. Zum Schluss werden die Speckwürfel darüber gegeben und der Salat kann serviert werden.

# Gemischter grüner Salat mit angebratenem grünen Spargel

Zutaten für 4 Portionen:
Knoblauch, granuliert
1 Salat
etwas Parmesan
4 große Champignons
1 TL Senf
1 Bund grüner Spargel
Salz und Pfeffer
10 Cocktailtomaten
einige Kräuter
1 Zwiebel
2 EL Naturjoghurt
etwas Olivenöl
etwas Balsamico

Zubereitung:
Der Salat wird geputzt und in eine Schüssel gegeben. Das untere holzige Ende des Spargels wird abgeschnitten. Der restliche Spargel wird gewaschen. In einer Pfanne wird das Olivenöl erhitzt. Die Zwiebel wird in Würfel geschnitten und in der Pfanne angebraten. Danach wird der Spargel hinzugegeben und ebenfalls angebraten. In der Zeit werden die Tomaten gewaschen und halbiert.

Die Tomaten werden zu dem Salat in die Schüssel gegeben. Für das Dressing wird das Olivenöl, der Senf, der Naturjoghurt, der Balsamico, die Kräuter, Salz und Pfeffer verrührt. Die Champignons werden in Würfel geschnitten und zu dem Spargel in die Pfanne gegeben. Das Ganze nochmals anbraten und mit Salz, Pfeffer sowie Knoblauch würzen. Mit dem Parmesan wird der Pfanneninhalt abgeschmeckt. Sobald das Gemüse etwas abgekühlt ist, wird dieser zu dem Salat gegeben und mit dem Dressing vermischt.

# Grüner Salat mit Pfifferlingen

Zutaten für 4 Portionen:
Salz und Pfeffer
500 g Pfifferlinge
1 Bund glatte Petersilie
1 Zwiebel
1 EL Essig
3 EL Öl
1 EL Senf
1/2 Salatkopf

Zubereitung:
Die Pfifferlinge werden geputzt. Die Zwiebel wird fein gewürfelt. In einer Pfanne mit Öl werden die Zwiebelwürfel angebraten. Danach werden die Pfifferlinge hinzugegeben und bei mittlerer Hitze für ca. 10 Minuten gebraten. Der Salat wird in der Zeit geputzt und auf 4 Tellern verteilt. Der Salat wird jeweils mit etwas Öl und Essig beträufelt. Die Blättchen der Petersilie werden von dem Bund gezupft. Einige Blätter werden zum Garnieren zur Seite gelegt. Die restlichen Blätter werden grob gehackt. Die fertigen Pilze werden mit Salz, Pfeffer, Essig und Senf abgeschmeckt. Die gehackte Petersilie wird unter die Pilze gehoben. Diese werden danach auf dem Salat angerichtet und mit den Petersilienblättern garniert.

# Grüner Salat mit Sahnesauce

Zutaten für 4 Portionen:
Salz
1 Salatkopf
1 EL Zucker
150 g süße Sahne
3 EL frisch gepresster Zitronensaft

Zubereitung:
Der Salat wird gewaschen, geputzt und trocken geschleudert. Die Salatblätter werden in mundgerechte Stücke gezupft. Die Sahne wird mit dem Zitronensaft, etwas Salz und dem Zucker so lange verrührt, bis eine dickliche Konsistenz erreicht wurde. Danach wird die Salatsauce abgeschmeckt. In der Salatsauce werden die Salatblätter gewendet und sofort serviert.

Lucy Pick- Das große Salatbuch

# Gemischter grüner Salat mit Parmesan und Walnüssen

Zutaten für 2 Portionen:
1 gelbe Paprikaschote
2 Handvoll Feldsalat
30 g grob geriebener Parmesan
1 Handvoll Rucola
etwas Salz und Pfeffer aus der Mühle
1/2 kleine Zwiebel
1 gestrichener TL Honig
4 Cocktailtomaten
3 EL weißer Balsamico
1/4 Gurke
1 EL Nussöl
1 Handvoll Walnüsse

Zubereitung:
Die Walnüsse werden in einer Pfanne ohne Fett für ca. 5 Minuten angeröstet. Danach werden die Walnüsse auskühlen gelassen, der Rucola wird geputzt und die harten Stiele werden abgeschnitten. Der Feldsalat wird geputzt und gut abgetropft. Die Zwiebel wird in feine Würfel geschnitten. Die Tomaten werden geviertelt. Die Gurke wird in kleine Stücke geschnitten, die Paprikaschote wird ebenfalls gestückelt.

Lucy Pick- Das große Salatbuch

Die Salatblätter werden mit der Zwiebel, der Gurke und der Paprika vermischt und auf 2 Tellern gegeben. Danach werden die Tomaten darauf verteilt. Für das Dressing wird das Öl, der Honig, der Essig, Salz und Pfeffer vermischt und mithilfe eines Löffels über dem Salat verteilt. Vor dem Servieren wird der Salat mit den Walnüssen und dem Parmesan garniert.

## Grüne Bohnen in Zwiebel - Sahne - Dressing

Zutaten für 4 Portionen:
Knoblauchessig
1 große Dose grüne Bohnen (ca. 850 ml)
Rauchsalz
300 ml Sahne
2 Zwiebeln
3 EL Weißweinessig
Salz und Pfeffer aus der Mühle

Zubereitung:
Die Bohnen werden gut abgetropft. Die Zwiebeln werden geschält und fein gewürfelt. Der Weißweinessig wird mit der Sahne und den Zwiebeln gemischt. Mit Salz und Pfeffer wird die Mischung abgeschmeckt und unter die Bohnen gehoben. Für 4 Stunden muss das Ganze durchziehen. Danach wird alles mit dem Knoblauchessig und dem Rauchsalz abgeschmeckt.

## Grüner Salat mit Zitrone

Zutaten für 4 Portionen:
1 Zitrone
1 Salatkopf
frischer oder tiefgefrorener Dill
1 EL Essig (alternativ Zitronensaft)
Zucker nach Bedarf
3 EL Öl
1 Prise Salz

Zubereitung:
Der Salat wird gewaschen und in mundgerechte Stücke gezupft. Der Essig wird mit dem Öl verrührt und abgeschmeckt. Zu dem Dressing wird der Dill untergemischt. Die Zitrone wird geschält und in kleine Würfel geschnitten. Zum Schluss wird alles miteinander vermengt und kann serviert werden.

*Lucy Pick- Das große Salatbuch*

# Grüner Salat mit Nüssen und Blauschimmelkäse

Zutaten für 4 Portionen:
Salz und Pfeffer
1 grüner Salatkopf
1 TL Senf
100 g Gorgonzola
2 EL Wasser
1 Handvoll Walnüsse
1 EL Essig
2 EL Öl

Zubereitung:
Der Salat wird gewaschen und abgetropft. Für das Dressing wird der Essig mit dem Öl, dem Wasser und dem Senf mit einer Gabel verquirlt. Mit Salz, Pfeffer und eventuell noch etwas Essig abschmecken. Der Gorgonzola wird gewürfelt und über den Salat gegeben. Die Nüsse werden grob gehackt und ebenfalls über dem Salat gestreut. Das Dressing über den Salat geben und servieren.

## Grüner Salat mit Thunfisch

Zutaten für 4 Portionen:
Zucker
2 Eier
5 EL Olivenöl
1 grüner Salatkopf
Salz und Pfeffer
1/2 Bund Lauchzwiebeln
1 TL mittelscharfer Senf
6 Kirschtomaten
4 EL Essig
1 Dose Thunfisch im eigenen Saft

Zubereitung:
Die Eier werden hart gekocht. Der Salat wird geputzt, gewaschen und trocken geschleudert. Danach in mundgerechte Stücke zerpflückt. Die Lauchzwiebeln werden geputzt, gewaschen und in dünne Ringe geschnitten. Die Tomaten werden geviertelt. Den Thunfisch abtropfen lassen und in mundgerechte Stücke zerlegen. Die gekochten Eier werden gepellt und in Würfel geschnitten. Der Senf wird mit dem Essig, dem Zucker, Salz und Pfeffer verrührt. Danach wird das Öl langsam mit eingerührt. Auf einem Teller wird der Salat mit den Tomaten und dem Thunfisch angerichtet. Vor dem Servieren wird das Dressing darüber verteilt.

*Lucy Pick- Das große Salatbuch*

# Grüner Salat mit Joghurtsoße

Zutaten für 1 Portion:
Zucker nach Bedarf
1 Salatkopf
Den Saft einer halben Zitrone
1 Becher Joghurt (ca. 200 g)

Zubereitung:
Der Salat wird gewaschen und trocken geschleudert und in Stücke gezupft. Für die Salatsoße wird der Joghurt mit dem Zitronensaft verrührt und mit dem Zucker abgeschmeckt. Vor dem Servieren die Salatsoße über den Salat geben.

*Lucy Pick- Das große Salatbuch*

# Blattsalat mit Roter Bete und Schafskäse

Zutaten für 4 Portionen:
Salz und Pfeffer
1 kleiner Kopf Blattsalat
Olivenöl
3 frische Rote Bete mit Grün
Essig
1 kleine rote Zwiebel
1 TL Senf
100 g Schafskäse
1 Handvoll glatte Petersilie
1 Handvoll schwarze Johannisbeeren
1 Knoblauchzehe

**Zubereitung:**
Die Stiele mit den Blättern werden von der Roten Bete abgeschnitten. Die Knollen werden gründlich abgebürstet und abgewaschen. Die Knollen werden anschließend in Alufolie eingewickelt und für ca. 1 Stunde bei 200°C im Backofen gegart. In der Zeit wird der Salat gewaschen und trocken geschleudert. Für das Dressing wird der Essig mit dem Senf, dem Knoblauch, Salz sowie Pfeffer verrührt. Danach wird das Olivenöl untergerührt.

Die Salatblätter werden auf einem Teller angerichtet. Sobald die Rote Bete gar ist, muss dieser leicht abkühlen. Danach kann die Schale abgezogen werden. Die geschälten Knollen werden in dünne Scheiben geschnitten. Die Zwiebel wird in sehr feine Ringe geschnitten. Auf den Salat werden die Rote Bete Scheiben gelegt. Darüber wird der Käse zerkrümelt. Darauf werden die Zwiebelringe gelegt. Mit dem Dressing wird das Ganze beträufelt. Zum Schluss werden die Petersilie sowie die Johannisbeeren und die klein geschnittenen Rote Beete Stiele darüber gestreut.

*Lucy Pick - Das große Salatbuch*

# Blattsalat mit Hähnchenstreifen und cremigem Heidelbeerdressing

Zutaten für 4 Portionen:
120 g Schafskäse (alternativ Ziegenkäse), 200 g Heidelbeeren
1 kleiner Kopf Radicchio, 1 EL Zitronensaft
120 g Feldsalat, Salz und Pfeffer, 500 g Hähnchenfilets
1 TL Zucker, 2 EL Pinienkerne, 1 TL Dijonsenf
6 EL Olivenöl, 3 EL Balsamico Rosso

Zubereitung:
Die Heidelbeeren werden aussortiert, gewaschen und abgetropft. Die Beeren werden anschließend in ein hohes Gefäß gegeben und zusammen mit 1 EL Wasser sowie Zitronensaft mit einem Stabmixer fein püriert. Die pürierte Masse wird durch ein feines Sieb gestrichen und kaltgestellt. Für das Dressing wird der Zucker mit Salz, Pfeffer, Senf, Essig und 4 EL Olivenöl vermischt. In einer Pfanne ohne Fett werden die Pinienkerne goldbraun geröstet. Danach werden die Pinienkerne aus der Pfanne genommen. Das Fleisch wird in Streifen geschnitten. In einer Pfanne werden 2 EL Öl erhitzt.

Das Fleisch wird darin für 3-4 Minuten scharf angebraten. Mit Salz und Pfeffer wird das Hähnchenfleisch gewürzt und warm gestellt. Die Salate werden geputzt und gründlich gewaschen. Der Radicchio wird in mundgerechte Stücke zerteilt und mit dem Feldsalat vermischt. Auf einem großen Teller werden beide Salate angerichtet. Darauf werden die Hähnchenbruststreifen und die Pinienkerne gelegt. Auf den Salaten wird das Dressing mit einem Esslöffel verteilt. Der Schafskäse wird darüber zerbröselt. Vor dem Servieren wird das Ganze mit der Heidelbeercreme beträufelt.

# Bunter Blattsalat mit Pfirsichen

Zutaten für 4 Portionen:
Für den Salat:
60 g Pinienkerne
1 großer Blattsalat
200 g Mini-Mozzarella
500 g Pfirsiche
1/2 Bund Lauchzwiebeln
300 g Cherrytomaten

Für das Dressing:
Pfeffer
6 EL Olivenöl
Meersalz
2 EL Essig
1 TL gehäufter cremiger Honig
1 EL Wasser

Zum Garnieren:
Crema di Balsamico

Zubereitung:
In einer Pfanne ohne Fett werden die Pinienkerne angeröstet und anschließend zur Seite gestellt.

*Lucy Pick- Das große Salatbuch*

Der Salat, die Lauchzwiebeln, die Pfirsiche und die Tomaten werden gewaschen und gut abgetropft. Alles wird in mundgerechte Stücke geschnitten und in eine Salatschüssel gegeben. Der Mozzarella wird abgetropft und klein geschnitten. Die Mozzarella-Stücke werden zusammen mit den Pinienkernen zu dem Salat gegeben. Für das Dressing werden alle Zutaten miteinander verrührt und abgeschmeckt. Das Dressing über den Salat geben. Vor dem Servieren wird alles mit der Crema di Balsamico garniert.

# Blattsalate mit Lammfilet und Granatapfelkernen

Zutaten für 4 Portionen:
1 EL Zucker
1 Knoblauchzehe
4 EL Essig
3 EL Olivenöl
200 g Himbeeren
400 g Lamm
Salz und Pfeffer aus der Mühle
100 g Feldsalat
1 Granatapfel
1 heller Eichblattsalat
300 g Chicorée

**Zubereitung:**
Die Knoblauchzehe wird in Scheiben geschnitten. In einer Pfanne mit Öl werden die Knoblauchscheiben und das Lamm für 3-4 Minuten angebraten. Danach wird das Lamm aus der Pfanne genommen und in Alufolie gewickelt, ruhen lassen. Die Salate werden gewaschen, geputzt und trocken geschleudert. Danach werden die Salate zerpflückt und miteinander vermischt. Das Lamm wird mit Salz und Pfeffer gewürzt und in Scheiben geschnitten.

Auf vier Tellern wird der Salat mit den Fleischscheiben angerichtet. Die Himbeeren werden püriert und mit dem Essig, dem Zucker und 2 EL Wasser verrührt. Die Himbeermischung wird über den Salat gegossen. Der Granatapfel wird halbiert und die Kerne werden herausgelöst. Über den Salat die Granatapfelkerne streuen. Guten Appetit!

# Gebratener Kürbis auf Blattsalat

Zutaten für 4 Portionen:
1 Knoblauchzehe
1 mittelgroßer Kürbis
Essig
1 Salatkopf
Öl
1 Eichblattsalat
Paprikapulver
1 Radicchio
Salz und frisch gemahlener Pfeffer

**Zubereitung:**
Den Kürbis halbieren und die Kerne entfernen. Das Fruchtfleisch des Kürbisses wird in ca. 0,5 cm dicke Scheiben geschnitten. Die Salate waschen und in kleine Stücke zupfen. Für die Marinade wird das Öl, der Essig, das Salz, der Pfeffer und der zerdrückte Knoblauch gemixt und mit den Salaten vermischt. Die Kürbisscheiben mit Salz und Paprikapulver würzen. In etwas Öl die Kürbisscheiben leicht braun anbraten. Die noch warmen Kürbisscheiben auf dem Salat anrichten.

*Lucy Pick- Das große Salatbuch*

## Gemischter Blattsalat mit Pinienkernen und gebratenem Ziegenkäse

Zutaten für 2 Portionen:
etwas Balsamico
1 Beutel fertig geschnittener und gemischter Blattsalat
etwas frischer Basilikum
3 große Tomaten, einige Pinienkerne
2 Knoblauchzehen, etwas Öl
2 dicke Scheiben Ziegenfrischkäse

Zubereitung:
Die Knoblauchzehen fein hacken. Die Tomaten würfeln und mit dem Knoblauch, dem Balsamico, dem Öl, dem Basilikum, Salz und Pfeffer abschmecken. In einer Pfanne ohne Öl die Pinienkerne anrösten. Die noch heißen Pinienkerne werden über die Tomaten gegeben und untergemischt. Nun wird der Salat auf einen Teller angerichtet. Die Tomaten werden darüber verteilt. Auf kleiner Flamme wird eine Pfanne mit etwas Öl erhitzt. Die Scheiben Ziegenkäse werden darin langsam und vorsichtig angebraten. Der Ziegenkäse sollte goldbraun werden, aber nicht zerlaufen. Diese werden auf die Tomaten gesetzt und das Ganze kann serviert werden.

# Blattsalat mit Hähnchen und Ananas

Zutaten für 2 Portionen:
Salz und schwarzer Pfeffer
1/4 frische Ananas, 1/2 TL Currypulver
500 g Blattsalat, 2 Hähnchenbrustfilets
1 große Möhre
1 EL neutrales Öl
150 g Naturjoghurt
2 EL Ananassaft (alternativ Orangensaft)

Zubereitung:
Die Ananas schälen und würfeln. Den Salat waschen, trocken geschleudert und in mundgerechte Stücke zupfen. Die Möhre grob raspeln. Für das Dressing wird der Joghurt mit dem Ananassaft, dem Curry und dem Pfeffer verrührt. In einer Pfanne Öl erhitzen. Die Hähnchenbrustfilets darin für ein paar Minuten anbraten. Danach werden die Ananasstücke für einige Minuten mitgebraten. Sobald das Fleisch gar ist, wird alles mit Salz und Pfeffer gewürzt. Das Fleisch wird anschließend in Scheiben geschnitten. Der Salat wird auf Tellern verteilt und mit den Möhrenraspeln bestreut. Darauf werden die noch heißen Hähnchenbrustscheiben und Ananasstücke gelegt. Über den Salat wird zum Schluss das Dressing gegeben.

# Gemischter Blattsalat mit Walnusskernen und roten Zwiebeln

Zutaten für 4 Portionen:
1 rote Zwiebel
4 Portionen Salat
3 EL Olivenöl
40 g Walnüsse
1 Prise Zucker
75 ml Essig
weißer Pfeffer
Salz

Zubereitung:
Die Nüsse klein hacken. Den Essig mit dem Pfeffer, dem Salz und dem Zucker kräftig vermischen, das Öl unterheben. Die Nüsse werden zu der Öl-Essig-Mischung gegeben. Die Zwiebeln schälen und in Ringe schneiden. Die Salate werden geputzt, gewaschen und abgetropft. Mit den Zwiebelringen und dem Dressing den Salat anrichten.

*Lucy Pick- Das große Salatbuch*

# Blattsalat mit Feta, Blaubeeren und Walnüssen

Zutaten für 2 Portionen:
2 EL geröstete Walnüsse
125 g gemischter Blattsalat
50 g Feta-Käse
50 g Blaubeeren

Für das Dressing:
2 EL Öl
1 EL Himbeeressig
Salz und Pfeffer
1/2 TL mittelscharfer Senf
1/2 TL Honig

Zubereitung:
Der Salat wird geputzt, gewaschen, trocken geschleudert und in mundgerechte Stücke zerpflückt. Die Blaubeeren werden in einem Sieb abgebraust und abgetropft. Für das Dressing Essig, Honig, Salz, Pfeffer und Senf miteinander verrühren. Danach das Öl unterschlagen. Den Salat mit dem Dressing und den Blaubeeren vermischen und den Feta darüber zerbröseln. Zum Servieren wird alles mit den Walnüssen bestreut.

# Blattsalat mit Johannisbeere-Senf-Dressing

Zutaten für 2 Portionen:
1/2 Salatkopf

Für das Dressing:
1 TL Salatkräuter
3 EL Balsamico
Salz und Pfeffer
1 TL Senf
1 EL Walnussöl

Zubereitung:
Der Salat wird in kleine Streifen geschnitten und gewaschen. Für das Dressing werden alle Zutaten verrührt. Das Dressing abschmecken. Zum Schluss wird der Salat mit dem Dressing vermischt und kann serviert werden.

# Blattsalat mit Orangen-Dressing und Walnüssen

Zutaten für 6 Portionen:
30 g gehackte Walnüsse
1 Kopf Eichblattsalat
Salz und frisch gemahlener Pfeffer
1 Kopf Lollo Bianco
1 Knoblauchzehe
1/2 Orange
3 EL Öl
1 EL Orangen-Honig-Senf

Zubereitung:
Den Salat waschen, trocken schleudern und in mundgerechte Stücke zupfen. Aus einer halben Orange den Saft auspressen. Der Orangensaft wird mit den übrigen Zutaten und etwas Wasser verrührt. Das Dressing wird nun abgeschmeckt. Vor dem Servieren werden die gehackten Walnüsse und das Dressing unter den Salat gemischt.

*Lucy Pick- Das große Salatbuch*

# Bouquet von Blattsalaten mit Himbeervinaigrette

Zutaten für 10 Personen:
300 g Ziegenfrischkäse
400 g Himbeeren (tiefgefroren)
5 EL Walnussöl
150 g Schalotten
750 g gemischte Blattsalate
3 EL Zucker
Salz und Pfeffer
12 EL heller Balsamicoessig

Zubereitung:
Die Himbeeren werden angetaut. Die Schalotten werden geschält und halbiert. In einer Pfanne wird Öl erhitzt. Darin werden die Schalotten unter Wenden angebraten. Über die Schalotten werden 2 EL Zucker gestreut, damit diese leicht karamellisieren. Das Ganze wird mit 5 EL Essig abgelöscht und aufgekocht. Für ca. 1 Minute alles köcheln lassen. Mit Salz und Pfeffer die Schalotten anschließend würzen. Danach diese aus der Pfanne nehmen und abkühlen lassen. Die Salate waschen, trocken schütteln in mundgerechte Stücke zupfen. Ca. 1/4 der Himbeeren zur Seite stellen.

*Lucy Pick- Das große Salatbuch*

Die restlichen Himbeeren werden in einer Schüssel mit einer Gabel fein zerdrückt. Darunter werden 1 EL Zucker und 7 EL Essig gerührt. Mit Salz und Pfeffer abschmecken und das Walnussöl darunter schlagen. Die Salate werden mit den beiseitegestellten Himbeeren und den Schalotten inklusive dem Sud vermischt. Das Ganze wird auf einer großen Platte angerichtet. Darüber wird die Himbeervinaigrette geträufelt. Mit einem Teelöffel werden aus dem Ziegenkäse Nocken geformt und über dem Salat verteilt.

Lucy Pick- Das große Salatbuch

## Blattsalat mit Putensticks und Tomaten-Mozzarella-Spieße

Zutaten für 4 Personen:
kleine Holzspieße
400 g Putenbrustfilets
5 EL Öl
3 EL Teriyaki-Soße
3 EL Milch
100 g Kirschtomaten
1 Ei
1 Pck. kleine Mozzarella-Kugeln (ca. 125 g)
150 g Panko
2 Basilikumstiele
50 g Mehl
200 g grüner Salat
Salz und Pfeffer
50 g Pinienkerne
4 EL Olivenöl
4 EL Balsam-Essig
1/2 TL Honig
1 TL Dijon-Senf

Zubereitung:
Das Putenfleisch waschen, trocken tupfen und in Streifen schneiden. Die Fleischstreifen werden mit der Teriyaki-Soße vermischt und für ca. 2 Stunden zugedeckt ziehen gelassen. Die Tomaten werden gewaschen. Der Mozzarella wird abgetropft.

Der Basilikum wird gewaschen, geschüttelt und die Blättchen abgezupft. Auf 12 Spieße werden abwechselnd der Basilikum, der Mozzarella und die Tomaten verteilt. Die Spieße werden anschließend kaltgestellt. Den Salat waschen, gut abgetropft und gegebenenfalls etwas klein gezupft. In einer Pfanne ohne Fett werden die Pinienkerne geröstet und anschließend zum Abkühlen herausgenommen. Den Essig mit dem Senf und dem Honig verrühren, das Olivenöl unterschlagen und mit Salz und Pfeffer würzen. Das marinierte Fleisch wird ebenfalls mit Salz und Pfeffer gewürzt. Das Mehl und das Panko werden jeweils in tiefe Teller gegeben. Mit 3 EL Milch das Ei verquirlen und ebenfalls in einen tiefen Teller geben. Zuerst wird das Putenfleisch in dem Mehl gewendet. Dabei wird überschüssiges Mehl abgeklopft. Danach werden die Fleischstreifen durch die Ei-Masse gezogen und anschließend in dem Panko gewendet. In einer Pfanne wird Öl erhitzt. Darin wird das Fleisch portionsweise und unter Wenden für ca. 4 Minuten angebraten. Der Salat wird mit der Vinaigrette vermischt. Auf Tellern wird der Salat mit den Putenstreifen und den Tomatenspießen angerichtet. Zum Garnieren wird das Ganze mit den Pinienkernen bestreut. Die restliche Vinaigrette wird zum Essen gereicht.

# Frühlingshafter Erdbeer-Blattsalat zu Rhabarber-Chutney und Schnitzel

Zutaten für 4 Personen:
8 kleine Schweineschnitzel (je ca. 75 g)
300 g Rhabarber
30 g Pinienkerne
1 Zwiebel, 2 TL Honig
6 EL Olivenöl
4 EL dunkler Balsamico-Essig
40 g brauner Zucker
1 Bund Rauke
1 TL Senfkörner
1 Kopf Lollo Bianco
4 EL Apfelessig, 500 g Erdbeeren
Salz und Pfeffer

Zubereitung:
Der Rhabarber wird geputzt, gewaschen und in kleine Würfel geschnitten. Die Zwiebel wird geschält und fein gewürfelt. In einem Topf wird 1 EL Öl erhitzt. Die Zwiebelwürfel und der Rhabarber werden darin angedünstet. Darüber wird der Zucker gegeben und alles wird unter Rühren karamellisiert. Danach werden die Senfkörner hinzugegeben. Mit dem Apfelessig wird das Chutney abgelöscht.

Lucy Pick- Das große Salatbuch

Das Ganze wird aufgekocht und bei schwacher Hitze unter gelegentlichem Rühren für ca. 20 Minuten eingekocht. Mit Salz und Pfeffer wird alles gewürzt und abgekühlt. Die Erdbeeren werden in der Zeit gewaschen, geputzt und in Scheiben geschnitten. Der Salat wird ebenfalls geputzt, gewaschen und in mundgerechte Stücke gezupft. Der Salat wird danach abgetropft. Die Rauke wird geputzt, gewaschen und trocken getupft. Der Honig wird mit dem Balsamico, dem Salz und Pfeffer verquirlt. In einem dünnen Strahl werden 4 EL Öl untergeschlagen. Alles abschmecken. In einer Pfanne ohne Fett werden die Pinienkerne geröstet. Diese anschließend herausnehmen und abkühlen lassen. Das Fleisch wird trocken getupft. In einer beschichteten Pfanne wird 1 EL Öl erhitzt und das Fleisch wird darin von allen Seiten für ca. 2 Minuten angebraten. Anschließend wird das Fleisch mit Salz und Pfeffer gewürzt. Der Salat wird mit der Rauke und den Erdbeerscheiben vermischt. Mit der Vinaigrette wird der Salat beträufelt. Danach wird der Salat mit dem Chutney und den Schnitzeln angerichtet. Zum Servieren werden die Pinienkerne über den Salat gestreut und das restliche Chutney wird dazu gereicht.

# Blattsalat mit Senf-Mayonnaise und Wachteleiern

### Zutaten für 4 Personen:
1/2 Beet Kresse
8 Wachteleier, 1-2 TL Senf
200 g junger Blattspinat
2 EL Créme Fraîche
200 g Kirschtomaten
2 EL Salat-Mayonnaise
200 g Radieschen
4 EL Sonnenblumenöl
6 EL Obstessig
1 TL Zucker
Salz und Pfeffer

### Zubereitung:
Die Eier werden für ca. 6-7 Minuten in kochendem Wasser gegart. Danach werden die Eier mit kaltem Wasser abgeschreckt und gepellt. Der Spinat wird verlesen, gewaschen und trocken geschüttelt. Die Tomaten gewaschen und halbiert. Die Radieschen geputzt, gewaschen und in Scheiben geschnitten. Für das Dressing werden 4 EL Essig mit dem Salz, dem Pfeffer und dem Zucker verquirlt. Danach das Öl tröpfchenweise untergeschlagen.

*Lucy Pick- Das große Salatbuch*

Die Mayonnaise wird mit dem Senf, dem Créme Fraîche und 2 EL Essig verrührt. Die Tomaten werden mit den Radieschen, der Vinaigrette und dem Spinat vermischt und auf Tellern angerichtet. Die Eier werden halbiert und auf dem Salat verteilt. Das Ganze wird mit der Mayonnaisen-Soße beträufelt. Die Kresse wird von dem Beet geschnitten und zum Garnieren über den Salat gestreut.

*Lucy Pick- Das große Salatbuch*

## Winterlicher Blattsalat mit Orangen-Vinaigrette

Zutaten für 4 Personen:
1 Beet Gartenkresse
2 Orangen, 2 kleine rote Zwiebeln
5 EL Ahornsirup, 2 Knollen Chicorée
Saft von einer Zitrone
1 Kopf Radicchio-Salat
Salz und Pfeffer
6 EL Olivenöl

Zubereitung:
Die Orangen werden gewaschen und abgetrocknet. Die Orangenschale mit einem Zestenreißer abziehen. Die weiße Haut muss dabei vollständig entfernt werden. Mit einem scharfen Messer werden die Filets aus den Trennhäuten herausgelöst. Der Saft aus den Trennhäuten wird in eine Schüssel gedrückt. Den Orangensaft mit dem Zitronensaft, den Zesten und dem Ahornsirup verrühren. Das Olivenöl anschließend unterschlagen. Der Chicorée und der Radicchio werden geputzt, gewaschen und in grobe Stücke geschnitten. Die Zwiebeln geschält und in Ringe geschnitten. Die Kresse wird von dem Beet geschnitten. Mit den Zwiebelringen und den Orangenfilets den Salat anrichten. Zum Servieren wird das Ganze mit der Kresse bestreut und die Vinaigrette wird darüber geträufelt.

Lucy Pick- Das große Salatbuch

# Bunter Blattsalat mit Kerbel-Joghurt-Soße

Zutaten für 4 Personen:
1-2 TL Zitronensaft
400 g Putenschnitzel
200 g Vollmilch-Joghurt
2 EL Öl
3 EL Mayonnaise
Salz und weißer Pfeffer
1/2 Bund Kerbel
1 kleiner Kopfsalat (ca. 125 g)
500 g Kohlrabi
1 kleiner Lollo Bianco (ca. 125 g)
1 großer Bund Radieschen

Zubereitung:
Die Putenschnitzel waschen, trocken tupfen und in Streifen schneiden. In einer Pfanne wird Öl erhitzt und darin werden die Fleischstreifen von allen Seiten unter Wenden für 6-8 Minuten angebraten. Danach mit Salz und Pfeffer würzen und auskühlen lassen. Die Salate werden geputzt, gewaschen und in mundgerechte Stücke gezupft.

*Lucy Pick- Das große Salatbuch*

Die Radieschen werden in der Zeit geputzt, gewaschen und in Spalten geschnitten. Der Kohlrabi geschält, gewaschen und in Streifen gehobelt. Die Radieschen mit dem Kohlrabi und den Putenstreifen vermischen. Danach wird der Salat untergehoben und das Ganze wird auf einer großen Platte angerichtet. Der Kerbel wird gewaschen und trocken getupft. Einige Kerbelblättchen zum Bestreuen abzupfen. Der restliche Kerbel grob hacken. Mit dem Joghurt und der Mayonnaise den Kerbel pürieren und mit Salz, Pfeffer sowie Zitronensaft abschmecken. Zum Servieren wird diese Mischung über den Salat gegossen und mit den Kerbelblättchen garniert.

*Lucy Pick- Das große Salatbuch*

# Herbstlicher Blattsalat

Zutaten für 4 Personen:
4 EL Walnussöl
1 Kopf Eichblattsalat
Salz und Pfeffer
100 g Feldsalat
1 EL Honig
150 g mittelalter Goudakäse in Scheiben
2 EL Weißweinessig
50 g Walnusshälften

Zubereitung:
Der Salat wird geputzt, gewaschen und in mundgerechte Stücke geschnitten. Von dem Käse wird die Rinde abgeschnitten. Danach in Dreiecke schneiden. Die Nüsse grob hacken. Den Essig mit Salz, Pfeffer und Honig vermischen. Danach das Öl unterschlagen und die Nüsse hinzufügen. Zum Schluss wird der Salat mit den Käsedreiecken und der Honig-Nuss-Vinaigrette vermischt.

## Bunter Blattsalat mit Räucherlachs und Radieschen-Vinaigrette

Zutaten für 1 Portion:
2 Scheiben Vollkornbaguette ( je ca. 15 g)
4 Radieschen, 50 g geräucherter Lachs
2 EL Weinessig, 100 g Salatgurke
Salz und Pfeffer
1/2 Römersalatherz
1 TL Honig
1 TL Sonnenblumenöl

Zubereitung:
Die Radieschen putzen und waschen. Zum Garnieren wird ein Radieschen mit einem Messer eingeschnitten und in Eiswasser gelegt. Den Essig mit dem Honig, Salz und Pfeffer verrühren. Das Öl wird tröpfchenweise untergeschlagen. Die restlichen Radieschen in Streifen schneiden und unter das Salatdressing rühren. Den Salat waschen, trocken schütteln und in mundgerechte Stücke zupfen. Die Gurke wird gewaschen, geputzt und in dünne Scheiben geschnitten. Auf einem Teller den Salat mit dem Dressing und dem Räucherlachs anrichten. Mit dem Radieschen im Eiswasser wird das Ganze garniert. Zu dem Salat wird Vollkornbaguette serviert.

## Bunter Blattsalat

Zutaten für 2 Portionen:
1/2 TL Zucker
1 gelbe Grapefruit
Salz und weißer Pfeffer
1 rosa Grapefruit
2 EL Öl
50 g Haselnusskerne
2-3 EL Obstessig
2 Artischockenherzen aus der Dose
einige Blätter Radicchio, Friséesalat und Eichblattsalat (ca. 200 g)

Zubereitung:
Die beiden Grapefruits schälen und die weiße Haut vollständig entfernen. Danach werden an den inneren Häutchen die Filets herausgeschnitten. Aus der übrig gebliebenen Frucht werden 4 EL Saft herausgepresst. Die Haselnüsse blättrig und die Artischockenherzen in Scheiben schneiden. Die Salatblätter werden gewaschen und in mundgerechte Stücke gezupft. Für die Marinade wird der Grapefruitsaft mit Öl und Essig verrührt. Die Marinade mit Salz, Pfeffer und Zucker würzen. Alle Zutaten werden, ohne die Marinade, miteinander vermischt. Danach kann der Salat mit der Marinade auf einem Teller angerichtet werden.

## Blattsalat mit Chili-Süßkartoffel-Vinaigrette

Zutaten für 4 Portionen:
125 g Blattsalat-Mix
150g Süßkartoffel
100 g Champignons
1 TL Öl, Salz und Pfeffer
5-6 EL Öl
Zucker
4 Scheiben Schwarzwälder Schinken
5-6 EL heller Balsam-Essig
1 Chilischote

Zubereitung:
Die Süßkartoffeln schälen, waschen und in sehr kleine Würfel schneiden. In einer Pfanne 1 TL Öl erhitzen und die Schinkenscheiben portionsweise knusprig anbraten. Anschließend aus der Pfanne nehmen. In das heiße Schinkenfett wird 1 EL Öl gegeben und erhitzt. Darin die Kartoffelwürfel unter Wenden für ca. 10 Minuten dünsten, bis diese weich sind. In der Zeit wird die Chilischote geputzt, gewaschen, aufgeschnitten, die Kerne entfernt und fein gehackt. Die Kartoffelwürfel werden mit 75 ml Wasser und 5 EL Essig abgelöscht und kurz aufgekocht.

Mit Salz, Pfeffer und Zucker die Kartoffelwürfel würzen. Danach werden die Kartoffeln inklusive der Flüssigkeit in eine Schüssel gegeben. Die Chilischote einrühren und das Ganze wird mit einer Gabel grob zerdrücken. Zum Abkühlen wird alles zur Seite gestellt. Die Pilze säubern, putzen und quer in Scheiben schneiden. Der Salat wird verlesen und gewaschen. Unter die Kartoffelmasse 4-5 EL Öl unterrühren und mit Salz, Pfeffer sowie Zucker und Essig abschmecken. Die Schinkenscheiben werden halbiert. In der Schüssel werden die Pilze, der Salat, der Schinken und die Vinaigrette vorsichtig gemischt und anschließend angerichtet.

Lucy Pick- Das große Salatbuch

## Blattsalat mit Stremellachs und Wasabicreme

Zutaten für 4 Portionen:
200 g Stremellachs
100 g Babysalatmix
75 g Créme Fraîche, 1/2 Salatgurke
1 TL Wasabipaste
1 Schalotte, 2 EL Olivenöl
1 Bund Dill, Salz, Pfeffer und Zucker
3 EL Zitronensaft

Zubereitung:
Der Salat waschen und abtropfen. Die Gurke wird geschält und in der Länge halbiert, anschließend in dünne Scheiben geschnitten. Die Schalotte fein würfeln. Den Dill waschen, vorsichtig trocken schütteln und fein schneiden. Für die Vinaigrette wird Salz, Pfeffer, eine Prise Zucker und der Zitronensaft verrührt. Danach das Öl untergeschlagen. Für die Creme wird die Wasabipaste mit dem Créme Fraîche verrührt. Der Lachs wird zerzupft und für ca. 5 Minuten bei 100°C im Backofen erwärmt. Währenddessen den Salat, die Gurke, die Schalotte, den Dill und die Vinaigrette verrühren. Den Lachs hinzugeben, durchmischen und anrichten. Zum Servieren wird die Wasabicreme mit einem Löffel in Streifen darüber verteilt.

Lucy Pick- Das große Salatbuch

# Blattsalate mit Kartoffel-Senf-Dressing

Zutaten für 8 Portionen:
200 g würziger Blauschimmelkäse
250 g Kartoffeln
200 g Feldsalat,
2 Zwiebeln
2 Radicchio
200 ml heller Balsamicoessig
2 Kolben Chicorée
4 EL heller Balsamicoessig
Salz, Pfeffer
Zucker
1-2 EL mittelscharfer Senf
10 EL Olivenöl

Zubereitung:
Die Kartoffeln für ca. 25 Minuten kochen. Danach abgegossen, abgeschreckt und gepellt. Die gepellten Kartoffeln werden sofort durch eine Kartoffelpresse gedrückt und zum Abkühlen zur Seite gestellt. Die Zwiebeln schälen und fein würfeln. Die Zwiebelwürfel mit den Kartoffeln, 200 ml Essig und dem Senf verrühren, danach 8 EL Öl unterschlagen. Mit Salz, Zucker und Pfeffer wird das Ganze gewürzt. Der Chicorée und der Radicchio werden in der Länge halbiert.

*Lucy Pick- Das große Salatbuch*

Den Strunk entfernen. Die Salatblätter sowie den Feldsalat waschen, trocken schleudern und klein zupfen. Für die Vinaigrette etwas Salz, Pfeffer und 1/2 TL Zucker mit 4 EL Essig verrühren. Danach 2 EL Öl unterschlagen. Vor dem Servieren wird der Salat mit der Vinaigrette vermischt und das Kartoffeldressing darüber geträufelt. Den Käse in Stücke zupfen und zum Garnieren darüber geben.

*Lucy Pick- Das große Salatbuch*

# Blattsalat mit Joghurt-Kräuter-Dressing

Zutaten für 1 Portion:
Salz und Pfeffer
175 g Salat
150 g Magermilch-Joghurt
1/4 Bund Schnittlauch
2 Stiele Petersilie

Zubereitung:
Den Salat putzen, waschen und in mundgerechte Stücke zupfen. Den Schnittlauch waschen und vorsichtig trocken schütteln, in Röllchen schneiden. Die Petersilie waschen, trocken schütteln und einige Petersilienblättchen von den Stielen zupfen und zur Seite legen. Die restliche Petersilie in feine Streifen schneiden. Von dem Schnittlauch wird ebenfalls 1 TL zur Seite gelegt. Der restliche Schnittlauch mit dem Joghurt und den Petersilienstreifen verrühren. Das Ganze wird mit Salz und Pfeffer gewürzt. Den Salat mit den Petersilienblättchen vermischen und auf einem Teller anrichten. Darauf wird der Joghurt gegeben. Zum Garnieren die restlichen Schnittlauchröllchen darüber streuen.

*Lucy Pick- Das große Salatbuch*

## Gurken-Blattsalat

Zutaten für 4 Portionen:
3 EL Öl
50 g Feldsalat
Salz und weißer Pfeffer
50 g Pflück- oder Kopfsalat
2-3 EL Weißweinessig
275 g Salatgurke
1/2 TL rote Beeren
1 Schalotte (alternativ 1 kleine Zwiebel)

Zubereitung:
Die Salate putzen, waschen und abtropfen lassen. Die Gurke in dünne, schräge Scheiben schneiden. Die Schalotte schälen und fein würfeln. Die roten Beeren grob mahlen und mit dem Essig, Salz und Pfeffer verrühren, das Öl unterschlagen. Die Gurkenscheiben werden mit der Vinaigrette gemischt. Auf 4 Tellern die Blattsalate verteilen und den Gurkensalat darauf anrichten.

*Lucy Pick- Das große Salatbuch*

# Salat mit Honigchampignons

Zutaten für 6 Portionen:
Honig
500 g Champignons
Zucker
200 ml Orangensaft
Gewürze nach Geschmack
1 mittelgroße Zwiebel
3 EL Olivenöl
2 Knoblauchzehen
Balsamico
1 EL Öl
200 g Parmesan am Stück
Butter
1 Orange
Salz und Pfeffer
500 g Feldsalat

Zubereitung:
Der Salat wird geputzt und gewaschen. Die Zwiebel wird klein geschnitten. Die Knoblauchzehen werden fein gehackt. Für das Dressing wird das Olivenöl mit dem Balsamico, der Zwiebel und den Knoblauchzehen vermischt. Die Orange wird geschält. Der Orangensaft wird auf ca. 1/3-1/4 seiner Menge eingekocht. Die Pilze werden geviertelt.

*Lucy Pick- Das große Salatbuch*

In einer Pfanne werden die Butter und das Öl erhitzt. Darin werden die Pilze mit Salz und Pfeffer angebraten. Danach wird eine Prise Zucker darüber gestreut. Mit 2-3 EL Honig werden die Pilze übergossen und alles wird verrührt. Die Pilze müssen etwas karamellisieren. Das Dressing wird jetzt über den Salat gegeben und vermischt. Die Pilze werden häufchenweise auf dem Salat verteilt und mit dem Orangensaft übergossen. Darauf werden dünne Orangenscheiben verteilt. Der Parmesan wird reichlich fein gehobelt und ebenfalls über den Salat gegeben.

*Lucy Pick- Das große Salatbuch*

# Bunter Erdbeer-Avocado-Blattsalat

Zutaten für 4 Portionen:
Basilikum
40 g Pinienkerne
4 EL Öl
750 g Erdbeeren
Zucker
2 Avocados (je ca. 300 g)
Salz und Pfeffer
3 EL Zitronensaft
2 EL trockener Sherry
1 Kopf Römersalat
2 EL Balsam-Essig

Zubereitung:
In einer Pfanne ohne Fett werden die Pinienkerne unter Wenden geröstet. Die Erdbeeren waschen und einige zum Garnieren zur Seite legen. Die restlichen Erdbeeren werden halbiert. Die Avocados ebenfalls halbieren und den Stein lösen. Die Hälften werden jeweils geschält und quer in Streifen geschnitten. Die Avocadostreifen mit dem Zitronensaft beträufeln. Den Salat waschen, gut abtropfen und in mundgerechte Stücke zupfen.

*Lucy Pick- Das große Salatbuch*

Den Zucker mit Salz, Pfeffer, Essig und Sherry verrühren, danach das Öl unterschlagen. Das Dressing abschmecken und zur Seite stellen. Die Salatblätter werden mit den Avocadospalten und den Erdbeerhälften portionsweise angerichtet. Mit einem Löffel die Vinaigrette darüber verteilen. Zum Servieren die gerösteten Pinienkerne darüber streuen. Der Salat wird mit Basilikum und den Erdbeeren garniert.

*Lucy Pick- Das große Salatbuch*

# Blattsalat mit Büffelmozzarella, frischen Feigen und Bündner Fleisch

Zutaten für 4 Portionen:
150 g Bündner Fleisch in hauchdünnen Scheiben
1 Pflücksalat
50 g Babysalatmix
250 g Büffelmozzarella
4 EL Öl
6 reife Feigen
Zucker
4 EL weißer Balsamicoessig
grober Pfeffer
Meersalz

Zubereitung:
Den Salat waschen, trocken schleudern und in mundgerechte Stücke zupfen. Der Mozzarella wird in grobe Stücke geschnitten. Die Feigen waschen und je nach Größe geviertelt oder in sechstel geschnitten. Den Essig mit Pfeffer, Salz und 1 Prise Zucker verrühren, danach das Öl unterschlagen. Die Salate werden mit dem Mozzarella, den Feigen und der Vinaigrette vermischt. Vor dem Servieren das Bündner Fleisch auf dem Salat anrichten.

*Lucy Pick- Das große Salatbuch*

## Blattsalat mit Ziegenkäse

Zutaten für 4 Portionen:
Backpapier
125 g Himbeeren
200 g Ziegenweichkäse
3 EL Essig, 100 g Blattsalat
Salz und Pfeffer
50 g Mungobohnenkeimlinge (alternativ andere Sprossen)
1 TL Senf, 100 g Champignons
3-4 EL flüssiger Honig
2-3 EL Öl

Zubereitung:
Die Himbeeren werden gegebenenfalls aufgetaut. 1 EL Honig mit dem Essig, Salz, Pfeffer und Senf verrühren, danach das Öl unterschlagen. Die Pilze putzen und in Scheiben schneiden. Die Keimlinge werden zusammen mit dem Salat gewaschen und gut abgetropft. Die Beeren aussortieren und abspülen. Der Käse wird in dicke Scheiben geschnitten und von einer Seite mit Honig bestrichen. Die Honigseite wird zuerst in einer beschichteten Pfanne angebraten. Die Keimlinge, der Salat und die Champignons mit den Himbeeren vermischen und anrichten. Mit der Marinade wird das Ganze beträufelt. Zum Schluss die Käsetaler darauf verteilen.

Lucy Pick- Das große Salatbuch

## Blattsalat mit Putenstreifen und Mango in Orangendressing

Zutaten für 4 Portionen:
2 Putenschnitzel (ca. 350 g)
200 g Babysalatmix, 4 EL Öl
1 Granatapfel (alternativ 150 g Himbeeren)
Salz und Pfeffer, 1 Mango, Cayennepfeffer
1 rote Zwiebel, 3 EL Mangochutney aus dem Glas
4 EL Weißweinessig, 1 TL mittelscharfer Senf
4 EL Orangensaft

Zubereitung:
Der Salat wird aussortiert, gewaschen und abgetropft. Aus der Schale die Granatapfelkerne lösen. Die Mango schälen und den Stein aus dem Fruchtfleisch lösen, die Mango in dünne Scheiben schneiden. Die Zwiebel schälen und in dünne Ringe schneiden. Den Essig mit dem Chutney, dem Orangensaft, dem Senf, Salz und Pfeffer verrühren, danach 3 EL Öl unterschlagen. Das Fleisch in Streifen schneiden. In einer Pfanne 1 EL Öl erhitzen und das Fleisch von allen Seiten für ca. 3 Minuten bei starker Hitze anbraten. Mit dem Salz und dem Cayennepfeffer die Fleischstreifen würzen. Die Salatzutaten werden zum Schluss mit dem Orangendressing und den Putenstreifen gemischt und danach angerichtet.

## Gebratene Paprika auf Blattsalat

Zutaten für 4 Portionen:
4-5 EL Weißweinessig
2 kleine gelbe Paprikaschoten
100 g schwarze Oliven
150 g Blattsalat
Zucker
1 kleine Zwiebel
Salz und Pfeffer
1 Knoblauchzehe
2-3 EL Olivenöl
4 Stiele frischer Thymian (alternativ 1/2 TL getrockneter Thymian)
4 Scheiben Frühstücksspeck

Zubereitung:
Die Paprikaschote und den Salat waschen. Die Paprika in breite Streifen schneiden und den Salat klein zupfen. Die Zwiebel und den Knoblauch schälen und fein hacken. Der Thymian wird gewaschen und die Blättchen werden abgezupft. Den Frühstücksspeck in Streifen schneiden. In einer Pfanne 1 EL Öl erhitzen und die Paprikastreifen kurz anbraten. Den Knoblauch hinzugeben und ebenfalls kurz mit anbraten.

Mit Salz und Pfeffer das Ganze würzen. Nun kommen die Oliven hinzu. Jetzt wird alles aus der Pfanne genommen und lauwarm abgekühlt. Den Speck in 1-2 EL heißem Öl braten. Danach kommen die Zwiebeln hinzu und werden ebenfalls mit angebraten. Mit dem Essig alles ablöschen und aufkochen. Danach wird der Thymian untergerührt. Mit Salz, etwas Zucker und Pfeffer alles abschmecken. Den Salat und die Paprika anrichten und die Marinade darüber verteilen.

# Blattsalate mit Putenstreifen

Zutaten für 4 Personen:
8 schwarze Oliven, entkernt
2 Eier, 3 EL Öl
2 kleine Köpfe Römersalat
Salz und Pfeffer, 1 Dose Artischockenherzen
3 EL Essig, 4 Scheiben geräucherte Putenbrust
1/2 Bund Schnittlauch, 2-3 Stiele Petersilie

Zubereitung:
Die Eier für ca. 9 Minuten in kochendem Wasser hart kochen. Der Salat wird geputzt, gewaschen und in mundgerechte Stücke gezupft. Die Artischockenherzen waschen und abtropfen. Die Putenbrustscheiben quer in dünne Streifen schneiden. Die Kräuter waschen, trocken tupfen, die Petersilienblättchen zupfen und fein hacken, den Schnittlauch in feine Röllchen schneiden. Den Essig mit Salz und Pfeffer würzen, das Öl unterschlagen. Die fertig gekochten Eier werden abgegossen und kalt abgeschreckt. Danach können die Eier gepellt werden. Mit einem Eierschneider die Eier in feine Würfel geschnitten. Die Eierwürfel mit der Vinaigrette und den Kräutern vermischen. Die Artischockenherzen und die Oliven werden halbiert. Den Salat mit den Putenbruststreifen, den Oliven, den Artischockenherzen und der Vinaigrette vermischen und auf einer Platte anrichten.

Lucy Pick- Das große Salatbuch

## Blattsalat mit Croutini

Zutaten für 4 Portionen:
16 Scheiben Brassaola Schinken
1 Ciabatta Brot
Salz und Pfeffer
8 EL Olivenöl
1 TL mittelscharfer Senf
50 g Pinienkerne
1 Bund Basilikum
300 ml Orangensaft
1 Bund Rauke
1 Kopf Lollo Rosso

### Zubereitung:

Das Ciabatta Brot in 16 Scheiben schneiden. In einer Pfanne 3 EL Olivenöl erhitzen und die Brotscheiben portionsweise goldbraun anbraten. Auf einem Küchenpapier die Brotscheiben abtropfen lassen. Die Pinienkerne in die Pfanne geben und kurz rösten. Die Pinienkerne aus der Pfanne nehmen und abkühlen lassen. In einem kleinen Topf den Orangensaft auf ca. die Hälfte für 10 Minuten einkochen. In der Zeit wird der Lollo Rosso in mundgerechte Stücke gezupft. Die Rauke wird geputzt und von den Basilikumstielen die Blätter abgezupft. Den Orangensaft mit dem Senf verrühren.

*Lucy Pick- Das große Salatbuch*

Nach und nach werden 5 EL Olivenöl unter die Orangen-Senf-Mischung geschlagen. Mit Salz und Pfeffer das Ganze würzen. Die Brotscheiben werden mit jeweils einer Scheibe Brassaola Schinken belegt, die Salate werden mit dem Basilikum und dem Orangensaftdressing vermischt. Das Ganze wird mit den Pinienkernen bestreut. Auf einem Teller die belegten Brotscheiben mit dem Salat anrichten.

*Lucy Pick - Das große Salatbuch*

# Bunter Blattsalat mit marinierten Austernpilzen

Zutaten für 4 Portionen:
200 g Babysalatmix
400 g Austernpilze
200 g Kirschtomaten
100 g Schalotten, 1 Prise Zucker
6 Thymianstiele, 4 EL Weinessig
10 EL Olivenöl, 100 ml Balsamicoessig
Salz und Pfeffer

Zubereitung:
Die Pilze werden geputzt, gesäubert und je nach Größe klein geschnitten. Die Schalotten schälen und in Scheiben schneiden. Der Thymian wird gewaschen, trocken geschüttelt und die Blättchen werden von den Stielen gezupft. In einer Pfanne 6 El Öl erhitzen und die Pilze portionsweise für ca. 5 Minuten anbraten. Mit Salz, Pfeffer und dem Balsamicoessig werden die Pilze gewürzt. Für die Salatsauce den Weinessig mit Salz, Pfeffer und Zucker verquirlen. Danach werden 4 EL Öl tröpfchenweise untergeschlagen. Die Tomaten waschen und halbieren. Den Salat ebenfalls waschen und trocken schütteln. Danach wird der Salat mit den Tomaten und der Salatsauce vermischt. Darauf die Pilze anrichten.

# Blattsalat mit Champignons und Zitronendressing

Zutaten für 1 Portion:
2 EL Öl
75 g Radicchio Salat
Salz und Pfeffer
75 g Feldsalat
3 EL Zitronensaft
1 kleine rote Zwiebel
2 EL Weinessig
30 g Champignons

Zubereitung:
Der Radicchio und der Feldsalat werden geputzt und gewaschen. Die Zwiebel schälen und in feine Würfel schneiden. Die Champignons putzen und in Scheiben schneiden. Aus dem Essig und dem Zitronensaft wird ein Dressing hergestellt. Mit Salz und Pfeffer würzen, danach das Öl unterschlagen. Der Salat wird mit den Zwiebelwürfeln und den Champignons angerichtet. Zum Servieren das Dressing darüber gießen.

## Blattsalat mit warmem Ziegenkäse, Pinienkernen und Linsen

Zutaten für 4 Portionen:
Salz und Pfeffer
100 g rote Linsen, 4 EL Obstessig
100 g Pflücksalat
1 EL Senf, 100 g Römersalat
1 EL Honig
1 gelbe Paprikaschote
einige Petersilienstiele
200 g Tomaten
1 Knoblauchzehe
5 EL Olivenöl
1 Zwiebel
4 Ziegenkäsetaler
2 Scheiben Frühstücksspeck
4 Scheiben Parmaschinken
2 EL Pinienkerne

Zubereitung:
Die Linsen werden mit Wasser bedeckt und für ca. 1 Stunde eingeweicht. Die Blattsalate waschen, trocken schütteln und fein zupfen. Die Paprika und die Tomaten waschen und in dünne Scheiben schneiden. Die Paprika und die Tomaten zu den Salatblättern geben.

*Lucy Pick- Das große Salatbuch*

Die Linsen abtropfen lassen. In einem Topf 1 EL Öl erhitzen. Darin werden die Linsen angebraten. Mit 100 ml Wasser die Linsen ablöschen und für ca. 10 Minuten dünsten. Mit Salz würzen. In je eine Scheibe Schinken wird ein Ziegenkäsetaler eingerollt. In einer Pfanne 2 EL Öl erhitzen und die Taler vorsichtig anbraten und anschließend aus der Pfanne nehmen. In dieselbe Pfanne werden die Pinienkerne gegeben und angeröstet. Danach die Pinienkerne ebenfalls aus der Pfanne nehmen. Der Speck wird klein geschnitten und in der Pfanne knusprig angebraten. Die Zwiebel und den Knoblauch schälen und fein würfeln. Die Petersilie fein hacken. Den Obstessig mit Honig und Senf verrühren und anschließend mit Salz und Pfeffer würzen, 2 EL Öl unterschlagen. Der Speck wird mit den Zwiebeln, dem Knoblauch und der Petersilie unter das Dressing gerührt. Den Salat vorsichtig mit den Linsen und dem Dressing vermischen. Zum Servieren werden auf den Salat die Ziegenkäse-Schinkenröllchen gelegt und die Pinienkerne darüber gestreut.

## Blattsalat mit Gorgonzola

Zutaten für 4 Portionen:
Apfelscheiben
1 kleiner Radicchio
2 EL Haselnuss-Blättchen
150 g Feldsalat, 2-3 EL Öl
kleine Zwiebeln, Salz und Pfeffer
1-2 EL Butter, Zucker
2 dicke Scheiben Bauernbrot
2 EL Essig, 4 EL Apfelsaft

Zubereitung:
Der Feldsalat und der Radicchio werden geputzt, gewaschen und abgetropft. Der Radicchio wird in mundgerechte Stücke gezupft. Die Zwiebeln schälen und in feine Ringe schneiden. Der Gorgonzola wird gewürfelt. In einer Pfanne wird Fett erhitzt. Das Brot wird grob gewürfelt und von allen Seiten goldbraun angebraten. Danach werden die Brotwürfel aus der Pfanne genommen. Den Apfelsaft mit dem Essig verrühren. Das Ganze mit Salz, Pfeffer und einer Prise Zucker würzen, danach das Öl unterschlagen. Auf einem Teller werden der Radicchio, der Feldsalat, die Zwiebeln und der Käse angerichtet. Danach wird die Salatsauce darüber geträufelt. Vor dem Servieren den Salat mit den Haselnuss-Blättchen und den Brotwürfeln bestreuen und den Apfelringen garnieren.

*Lucy Pick- Das große Salatbuch*

## Blattsalat mit Putenstreifen

Zutaten für 4 Portionen:
1 Putenschnitzel, 2 kleine Köpfe Blattsalat
2 TL Mandelblättchen
2 Limetten, 2 EL Öl
Salz und weißer Pfeffer
1 TL Öl, 1 TL Zucker

Zubereitung:
Die Salate werden geputzt, gewaschen und in mundgerechte Stücke gezupft. Eine Limette wird geschält und die weiße Haut wird vollständig entfernt. Zwischen den Trennwenden werden die Filets aus der Limette geschnitten und der dabei austretende Saft wird aufgefangen. Die restlichen Limetten werden ausgepresst. Den ganzen Limettensaft mit Zucker, Salz und Pfeffer verrühren. Anschließend 2 EL Öl unterschlagen. In einer beschichteten Pfanne ohne Fett die Mandeln rösten und anschließend aus der Pfanne nehmen. Das Fleisch in dünne Streifen schneiden. In 1 TL heißem Öl werden die Fleischstreifen für ca. 5 Minuten von allen Seiten angebraten und mit Salz sowie Pfeffer gewürzt. Die fertigen Putenstreifen mit den Salaten und den Limettenfilets mischen und auf vier Tellern anrichten. Mit der Marinade anreichern und zum Servieren mit den Mandeln garnieren.

# Blattsalat mit Lammfilet

Zutaten für 4 Portionen:
Alufolie, 100 g Kartoffeln
zum Garnieren rosa Beeren
Salz und weißer Pfeffer
2-3 EL Weißweinessig
300 g ausgelöster Lammrücken
7-8 EL Gemüsebrühe
3-4 EL Öl, 150 g Kirschtomaten
1 kleiner Frisée-Salat
50 g Rauke-Salat

Zubereitung:
Die Kartoffeln werden geschält, gewaschen und klein geschnitten. In Salzwasser werden die Kartoffeln für ca. 15 Minuten gekocht. Das Fleisch waschen und trocken tupfen. In einer Pfanne 1 EL Öl erhitzen und das Fleisch bei mittlerer Hitze für 3-4 Minuten von allen Seiten braten und mit Salz und Pfeffer würzen. Danach aus der Pfanne nehmen und in die Alufolie wickeln. Anschließend muss das Fleisch ruhen. Die Salate werden geputzt, gewaschen und trocken getupft. Eventuell werden die Blätter etwas zerkleinert. Die Tomaten waschen und vierteln.

Lucy Pick- Das große Salatbuch

Der Salat und die Tomaten auf vier Tellern verteilen. Die Kartoffeln abgießen und mit einer Gabel fein zerdrücken. Die zerdrückte Kartoffel mit Essig und der Brühe verrühren, 2-3 EL Öl unterschlagen und mit Salz sowie Pfeffer würzen. Das Fleisch in dünne Scheiben schneiden und auf dem Salat anrichten. Darüber wird die Kartoffel-Vinaigrette verteilt. Mit den rosa Beeren den Salat garnieren.

# Blattsalat mit Nuss-Vinaigrette

Zutaten für 4 Portionen:
2-3 EL Öl
100 g Feldsalat
Limettenfilets zum Garnieren
1/2 Salat
1-2 EL Haselnusskerne
2-3 Limettensaft (alternativ Zitronensaft oder Balsamicoessig)
1 kleine Zwiebel
Salz und Pfeffer
etwas Zucker

Zubereitung:
Die Salate werden geputzt, gewaschen und abgetropft. Eventuell wird der Salat in mundgerechte Stücke gezupft. Die Limette wird ausgepresst. Den Limettensaft anschließend mit Salz, Pfeffer sowie Zucker würzen Die Zwiebel schälen und fein würfeln. Die Nüsse hacken. Die Zwiebelwürfel sowie die Nüsse unter den Limettensaft rühren, danach das Öl unterschlagen. Mit dem Salat wird die Nuss-Vinaigrette vermischt und angerichtet. Den Salat mit Limettenfilets garnieren..

# Bunter Blattsalat mit Ei-Vinaigrette

Zutaten für 4 Portionen:
4 EL Öl
1 Ei
Zucker
1 EL Pinienkerne
Salz und schwarzer Pfeffer
400 g gemischter Blattsalat
1 TL körniger Senf
1 Bund kleine Radieschen
3-4 EL Balsamicoessig
50 g Radieschen-Sprossen
1 mittelgroße Zwiebel

**Zubereitung:**
Das Ei wird für ca. 10 Minuten hart gekocht. Danach wird das Ei abgeschreckt und ausgekühlt. In einer Pfanne ohne Fett die Pinienkerne rösten und zum Auskühlen aus der Pfanne nehmen. Die Salate werden geputzt, gewaschen und trocken geschüttelt. Die Salatblätter werden in Stücke gezupft. Die Radieschen waschen und halbieren. Die Radieschen-Sprossen in einem Sieb kurz abspülen. Die Zwiebel schälen und fein würfeln. Das Ei pellen und fein hacken.

Den Essig mit dem Senf und den Zwiebeln verrühren. Mit Salz, Pfeffer und Zucker das Ganze abschmecken, das Öl unterschlagen und das gehackte Ei unterrühren. Auf einer großen Platte werden die Salate angerichtet und mit den Radieschen sowie den Radieschen-Sprossen bestreut. Danach die Vinaigrette darüber verteilen. Die Pinienkerne darüber streuen.

*Lucy Pick- Das große Salatbuch*

## Blattsalat mit Zitronen-Marinade

Zutaten für 4 Portionen:
Zitronenschnitze und -schale
der Saft von 1 Zitrone
100 g Champignons, 1-2 TL Zucker
75-100 g Feldsalat
Salz und weißer Pfeffer
1/2 Kopf grüner Salat
1/2 TL Senf
1 Kopf Radicchio-Salat
4 EL Öl
1 kleine Zwiebel

Zubereitung:
Der Zitronensaft wird mit Salz, Pfeffer, Senf und Zucker verrührt. Danach das Öl unterschlagen. Die Zwiebel schälen und fein würfeln. Die Zwiebelwürfel werden ebenfalls mit dem Zitronensaft verrührt. Die Salate werden geputzt, gewaschen und abgetropft. Der Radicchio- und Kopfsalat in mundgerechte Stücke gezupft. Die Champignons putzen und in dünne Scheiben schneiden. Alle Salatzutaten werden zu der Marinade gegeben und vermischt. Den fertigen Salat auf Tellern anrichten und kann mit den Zitronenschnitzen sowie der Zitronenschale garniert werden.

*Lucy Pick- Das große Salatbuch*

# Warme Hähnchenbrust auf Eier-Blattsalat

Zutaten für 4 Portionen:
Holzspießchen
4 Eier
Zucker
400 g Hähnchenfilet
Salz und Pfeffer
30 g Ingwerknolle
5-6 EL Öl
2 EL Limettensaft
4 EL Weinessig
200 g Kirschtomaten
50 g Walnusshälften
125 g Champignons
150 g Rauke
150 g Feldsalat

Zubereitung:
Die Eier werden ca. 8 Minuten gekocht. Danach die Eier kalt abspülen, pellen und achteln. Die Filets waschen und trocken tupfen. Danach die Filets in flache, breite Scheiben schneiden. Der Ingwer wird geschält und fein gehackt. Den Limettensaft mit dem Ingwer verrühren. Darin wird das Hähnchenfilet mariniert. In der Zeit die Tomaten, die Champignons und die Salate waschen.

*Lucy Pick- Das große Salatbuch*

Die Tomaten werden halbiert. Die Champignons werden blättrig geschnitten. Die Rauke wird in mundgerechte Stücke gezupft. Die Walnüsse grob hacken und mit dem Essig sowie 4 EL Öl verrühren. Das Ganze mit Zucker, Salz und Pfeffer würzen. Das Hähnchenfleisch wird aufgerollt und auf die Spieße gesteckt. In einer Pfanne 1-2 EL Öl erhitzen und die Hähnchenspieße von allen Seiten anbraten, mit Salz sowie Pfeffer würzen. Den entstandenen Bratensatz mit der Marinade ablöschen und vom Herd nehmen. Die Hähnchenrollen werden mit dem Salat angerichtet. Die heiße Marinade darüber träufeln und sofort servieren.

*Lucy Pick- Das große Salatbuch*

## Bunter Blattsalat

Zutaten für 4 Portionen:
1 Beet Gartenkresse, 1 Bund Radieschen
40 g Butter, 125 g Champignons
100 g dünnes Baguette
1/2 Eichblattsalat, 1-2 Knoblauchzehen
1/2 Pflück- oder Kopfsalat, 4 EL Öl
125 g Löwenzahnsalat, Salz und Pfeffer
1 Schalotte (alternativ 1 kleine Zwiebel)
1-2 EL Weißweinessig, 3 EL Balsamessig

Zubereitung:
Die Radieschen und die Champignons waschen. Die Radieschen halbieren. Die Champignons in dünne Scheiben schneiden. Die Blattsalate werden geputzt, gewaschen und abgetropft. Jetzt die Schalotten schälen und fein würfeln. Die Schalottenwürfel mit dem Essig, Salz und Pfeffer verrühren, danach das Öl unterschlagen. Die Salatblätter in mundgerechte Stücke zupfen. Der Salat wird mit den Radieschen, den Champignons und der Vinaigrette vermischt. Den Knoblauch schälen und in Scheiben schneiden. Das Baguette in halbe Scheiben schneiden. In einer Pfanne das Fett erhitzen. Darin werden die Baguettescheiben sowie der Knoblauch geröstet. Auf Tellern den Salat anrichten. Die Gartenkresse vom Beet schneiden und über den Salat verteilen. Der fertige Salat wird mit dem Knoblauch-Baguettescheiben serviert.

Lucy Pick- Das große Salatbuch

# Gemischter Blattsalat mit Früchten

Zutaten für 4 Portionen:
Limette, 400 g Putenschnitzel
50 g Rauke Salat, 2-3 EL Öl
100 g Eichblattsalat, Salz und Pfeffer
100 g Kopfsalat, 1 unbehandelte Limette
1 reife Mango
375 g cremiger Vollmilch-Joghurt
1/2 Melone, 2 EL Ahornsirup

Zubereitung:
Die Schnitzel werden gewaschen, trocken getupft und in Streifen geschnitten. In einer Pfanne Öl erhitzen und die Schnitzelstreifen für 3-4 Minuten unter Wenden anbraten. Die Schnitzel mit Salz und Pfeffer würzen. Danach die Schnitzel zum Auskühlen aus der Pfanne nehmen. Die Limette wird gewaschen und trocken getupft. Danach wird etwas mehr als die Hälfte der Schale abgerieben. Die restliche Schale wird mit einem Zestenreißer in feinen Streifen abgezogen. Die Limette selbst wird ausgepresst. Die Limettenschale mit dem Senf und dem Joghurt vermischen.

Mit Salz, Ahornsirup und Pfeffer alles abschmecken. Die Mango schälen und den Kern entfernen. Die Melone vierteln, Kerne entfernen und Fruchtfleisch würfeln. Die Mango ebenfalls würfeln. Der Salat wird geputzt, gewaschen und abgetropft. Zu große Blätter werden klein gezupft. Die Putenstreifen mit der Mango, der Melone und dem Blattsalat mischen. Alles auf einer großen Platte anrichten und die Joghurtsauce darüber verteilen. Mit den Limettenzesten und dem Pfeffer bestreuen und der Limette garnieren.

Lucy Pick- Das große Salatbuch

# Blattsalat mit Krabben und Mandarinen

Zutaten für 6 Portionen:
200 g Tiefsee-Krabbenfleisch
1 Kopf Lollo Bianco
4 EL Öl
1 Dose Mandarin-Orangen
Zitronenpfeffer
1 Bund Dill
Salz
4 EL Weißweinessig

Zubereitung:
Der Salat wird geputzt, gewaschen und in mundgerechte Stücke gezupft. Die Mandarinen abtropfen lassen. Den Dill fein hacken. Einige Dillfädchen zum Garnieren zur Seite legen. Den Essig mit Salz und Pfeffer verrühren, danach das Öl unterschlagen. Den gehackten Dill hinzugeben. Auf Tellern wird der Salat mit dem Krabbenfleisch und den Mandarinen angerichtet. Darüber die Vinaigrette verteilen. Zum Servieren mit dem Dill garnieren.

Lucy Pick- Das große Salatbuch

# Knackiger Blattsalat mit Ei und Cocktailsauce

Zutaten für 4 Portionen:
Paprikapulver edelsüß
2 Eier
1/2 Beet Kresse
200 g Pflück- oder Kopfsalat
1 Prise Zucker, 1 Schalotte
Salz und weißer Pfeffer
50 g Salatcreme
1-2 EL Weinbrand
75 g Vollmilch-Joghurt
30 g Tomatenketchup

Zubereitung:
Die Eier ca. 10 Minuten in kochendem Wasser hart kochen. Den Salat in grobe Stücke zupfen. Die Schalotte schälen und fein würfeln. Die Salatcreme mit dem Joghurt, dem Ketchup, dem Weinbrand und den Schalottenwürfel verrühren. Die Sauce mit Salz, Zucker und Pfeffer abschmecken. Die Eier werden kalt abgeschreckt, abgekühlt und in Scheiben geschnitten. Auf Tellern den Salat mit den Eierscheiben anrichten. Die Sauce darüber verteilen und mit dem Paprikapulver und etwas Kresse bestreuen. Sofort servieren!

*Lucy Pick - Das große Salatbuch*

## Bunter Blattsalat mit Kräuterlachsfilets

Zutaten für 4 Portionen:
Küchengarn
5 Möhren
Pergamentpapier
2 Zucchini
1 kleiner Kopf- und Eichblattsalat
2 Knoblauchzehen
Salz und Pfeffer
4 Schalotten
2 EL Zitronensaft
1 unbehandelte Zitrone
150 ml Milch
4 Stiele Oregano
100 g Magermilch-Joghurt
1/2 Bund Petersilie
2 EL Olivenöl
1/2 Bund Schnittlauch
1 EL eingelegte grüne Pfefferkörner
4 Lachsfilets
grobes Meersalz

Lucy Pick- Das große Salatbuch

## Zubereitung:

Die Möhren und die Zucchini schälen und in Stifte schneiden. 1/3 der Möhrenstifte zur Seite legen. Der Knoblauch und die Schalotten schälen, den Knoblauch in Scheiben schneiden und die Schalotten in Spalten. Die Zitrone wird heiß abgewaschen und in dünne Scheiben geschnitten. Der Oregano, 1/3 der Petersilie und 1/3 des Schnittlauchs waschen und trocken schleudern. Den Lachs waschen und trocken tupfen. Die Filets werden je auf ein Stück Pergamentpapier gelegt. Die Möhren- und Zucchinistifte sowie die Schalotten, der Knoblauch und die Kräuter über dem Lachs verteilen. Mit Salz und den Pfefferkörnern bestreuen und eine Zitronenscheibe darauf legen. Mit dem Olivenöl beträufeln. Danach wird der Lachs eingepackt. Die Enden werden mit einem Küchengarn zugebunden. In dem vorheizten Backofen den Lachs für 20 Minuten bei 175°C E-Herd (Gas: Stufe 2) garen. Die restlichen Kräuter fein hacken. Den Schnittlauch in feine Röllchen schneiden. Die Kräuter mit dem Joghurt, der Milch und dem Zitronensaft verrühren. Mit Salz und Pfeffer würzen. Den Salat auf 4 Tellern verteilen. Darauf werden die Möhrenstifte gestreut. Den Lachs mit dem Pergamentpapier auf die Teller geben. Dabei wird das Päckchen geöffnet. Den Salat mit der Joghurtsauce beträufeln und das Ganze mit den Kräutern garnieren.

*Lucy Pick- Das große Salatbuch*

## Blattsalat mit Riesengarnelen und Orangen-Vinaigrette

Zutaten für 1 Portion:
Orangenscheiben
einige Blätter Eichblattsalat- und Chicorée-Salat
2 EL Weißweinessig
1/2 Kopf Radicchio-Salat
der Saft von einer Orange
5 rohe küchenfertige Garnelen
Salz und schwarzer Pfeffer
1 EL Walnusskerne
1 EL Öl, einige Thymianstiele

Zubereitung:
Den Salat waschen und klein zupfen. Die Garnelen waschen und trocken tupfen. Die Walnüsse werden grob gehackt. Der Thymian wird gewaschen, trocken getupft und die Blättchen werden abgestrichen. In einer Pfanne die Walnüsse und den Thymian anrösten und anschließend aus der Pfanne nehmen. In einer Pfanne Öl erhitzen. Darin werden die Garnelen für 2-3 Minuten unter Wenden angebraten. Diese mit Salz und Pfeffer würzen. Die Garnelen aus der Pfanne nehmen und auf einem Küchenpapier abtropfen lassen. Zu dem Bratenfett den Orangensaft geben.

*Lucy Pick- Das große Salatbuch*

Die Pfanne vom Herd nehmen und den Essig unterrühren. Mit Salz und Pfeffer abschmecken. Auf einem Teller die Garnelen mit dem Salat anrichten und mit den Orangenscheiben garnieren. Mit der Walnussmischung das Ganze bestreuen und die Vinaigrette darüber träufeln.

Lucy Pick- Das große Salatbuch

## Bunter Blattsalat mit Radieschensprossen

Zutaten für 4 Portionen:
4 EL Olivenöl, 2 Eier
Salz und Pfeffer, 30 g Pinienkerne
1 TL körniger Senf
400 g verschiedene Blattsalate
2 EL Balsamessig, 1 Bund Radieschen
2-3 EL Kräuteressig, 50 g Radieschen-Sprossen
1 Zwiebel

Zubereitung:
In kochendem Wasser die Eier für ca. 10 Minuten hart kochen. Danach werden die Eier kalt abgeschreckt und abgekühlt, dann klein gehackt. In einer Pfanne ohne Fett die Pinienkerne rösten und abkühlen. Den Blattsalat in mundgerechte Stücke zupfen. Die Radieschen waschen und halbieren. In einem Sieb die Radieschen-Sprossen waschen und abtropfen lassen. Die Zwiebel schälen und fein würfeln. Die Zwiebelwürfel mit dem Kräuter- und Balsamicoessig sowie dem Senf und etwas Salz und Pfeffer verrühren. Danach das Öl unterschlagen. Die Eier und die Pinienkerne werden daruntergehoben. Auf einer großen Platte die Blattsalate geben, die Sprossen und die Radieschen darüber streuen. Die Vinaigrette darüber geben und das Ganze sofort servieren.

Lucy Pick- Das große Salatbuch

# Bunter Blattsalat mit Paprika und Croûtons

Zutaten für 4 Portionen:
2 EL Öl, 2 Scheiben Toastbrot
Zucker, 1 Knoblauchzehe
Salz und frisch gemahlener Pfeffer
25 g Butter, 4 EL Weißweinessig
Paprikapulver edelsüß, 1/4 Bund Petersilie
einige Blätter Eichblattsalat und Lollo Bianco
1 rote Paprikaschote, 2 Schalotten

Zubereitung:
Das Toastbrot würfeln. Den Knoblauch schälen und fein hacken. In einer Pfanne die Butter zerlassen. Darin die Brotwürfel bei mittlerer Hitze rösten. Danach den Knoblauch hinzufügen und mit Paprikapulver würzen. Das Toastbrot aus der Pfanne nehmen und zur Seite stellen. Die Schalotten schälen und in Ringe schneiden. Die Paprika in sehr feine Streifen schneiden. Den Salat in mundgerechte Stücke zupfen. Die Petersilie fein hacken. Den Essig mit dem Zucker, der Petersilie, Salz und Pfeffer verrühren. Danach wird das Öl darunter geschlagen. Den Salat mit der Paprika und den Zwiebeln mischen, mit der Vinaigrette übergießen und auf vier Tellern anrichten. Zum Schluss wird der Salat mit den Toastbrotwürfeln bestreut.

*Lucy Pick- Das große Salatbuch*

# Blattsalat mit Buttermilchdressing

Zutaten für 4 Portionen:
Zitronenscheiben
1 Kopfsalat
Zucker
1/2 Kopf Frisée-Salat
Salz und Pfeffer
350 g Möhren
Saft von 1/2 Zitrone
100 ml Buttermilch
2 EL Öl

Zubereitung:
Den Salat waschen und in mundgerechte Stücke zupfen. Die Möhren werden geputzt, geschält und in Stifte geschnitten. Die Buttermilch mit dem Zitronensaft und dem Öl verrühren. Das Ganze mit Zucker, Salz und Pfeffer abschmecken. Den Salat mit den Möhren auf Tellern anrichten. Darüber wird das Dressing gegossen und mit den Zitronenscheiben garniert.

# Hähnchenfilet mit Salsa Verde auf Blattsalat

Zutaten für 4 Portionen:
2 Scheiben Frühstücksspeck
1 Bund Petersilie
200 g Kirschtomaten
1 Knoblauchzehe
Zucker
1 EL Kapern
2-3 EL Weinessig
8 EL Olivenöl
1 Msp. Senf
Salz und Pfeffer
1 Lollo Bianco, 2 Hähnchenfilets
1 Mini-Römersalat
Paprikapulver edelsüß
4 EL Öl

Zubereitung:
Die Petersilie waschen und die Blättchen abzupfen. Den Knoblauch schälen. Die Kapern mit der Petersilie, dem Knoblauch und dem Olivenöl püriert. Mit Salz und Pfeffer wird alles abgeschmeckt. Die Hähnchenfilets waschen und trocken tupfen. Mit Salz und Pfeffer sowie Paprikapulver das Fleisch würzen. In einer Pfanne 1 EL Öl erhitzen und die Filets bei mittlerer Hitze und unter Wenden für 10-15 Minuten braten.

Lucy Pick- Das große Salatbuch

Die Salatblätter werden gewaschen, abgetropft und in mundgerechte Stücke gezupft. Den Senf mit dem Essig und 3 EL Öl verrühren, mit einer Prise Zucker, Salz und Pfeffer abschmecken. Das Fleisch aus der Pfanne nehmen und kurz abkühlen. In der Pfanne den Speck anbraten und ebenfalls rausnehmen. Die Tomaten in kleine Stücke schneiden und in dem Bratenfett kurz anbraten und ebenfalls herausnehmen. Der Speck wird halbiert. Die Tomaten werden mit dem Salat und der Vinaigrette vermischt und auf Tellern angerichtet. Die Filets in Scheiben schneiden und auf den Tellern verteilen. Darauf wird etwas Salsa Verde gegeben. Das restliche Salsa wird dazu gereicht. Mit dem Speck alles garnieren.

# Bunter Blattsalat mit Senf-Balsam-Vinaigrette

Zutaten für 4 Portionen:
20 g Butter
1/2 Kopf Eichblattsalat
2 Scheiben Vollkorntoast
2 Kolben Chicorée
Zucker, 2 Tomaten
Salz und weißer Pfeffer
30 g Parmesankäse
1 TL körniger Senf
4 EL Olivenöl, 2 EL Balsamessig

Zubereitung:
Der Chicorée und der Salat werden geputzt, gewaschen und klein geschnitten. Die Tomaten werden geputzt, gewaschen und geviertelt. Die Kerne aus den Tomaten lösen. Das Tomatenfruchtfleisch in kleine Würfel schneiden. Mit einem Sparschäler werden von dem Käse Späne abgezogen. Das Öl mit dem Senf, dem Essig und 2 EL Wasser verrühren und mit Salz, Zucker und Pfeffer abschmecken. Mit dieser Vinaigrette werden alle Salatzutaten vermischt. Aus dem Toast werden Rauten geschnitten. Diese werden in heißem Fett goldbraun angebraten. Der Salat wird auf Tellern angerichtet und zum Servieren mit den Croûtons bestreut.

Lucy Pick- Das große Salatbuch

# Gefülltes Schweinefilet zu Blattsalat

Zutaten für 2 Portionen:
Küchengarn, 100 g Schalotten
Holzspießchen
2-3 Stiele frischer Thymian
3 EL trockener Weißwein
40 g Ricotta Käse
100 ml klare Brühe
10 g Butter
Cayennepfeffer
1 Pck. Zwiebeln mit Knoblauch (tiefgefroren)
1 Sommerorange, 1 Schweinefilet
75 g Friséesalat
Salz und Pfeffer
1/2 kleiner Kopf Radicchio
4 EL Öl, 1 Bund Rauke
2 unbehandelte Zitronenscheiben

Zubereitung:
Die Schalotten schälen, den Thymian waschen und trocken schütteln. Die Blättchen werden von den Stielen gezupft und gehackt. Der Ricotta wird zerbröselt. In einer Pfanne wird Fett erhitzt. Die Zwiebel-Knoblauchmischung wird mit dem Thymian kurz angeschmort und aus der Pfanne genommen. Danach wird alles mit dem Ricotta vermischt.

Lucy Pick- Das große Salatbuch

Das Schweinefilet waschen und trocken tupfen. Danach wird das Fleisch längs eingeschnitten und mit Salz sowie Pfeffer gewürzt. Die Füllung in das Filet geben, danach zugesteckt und zugebunden. In einer Pfanne werden 2 EL Öl erhitzt. Darin wird das Schweinefilet von allen Seiten angebraten. Bei mittlerer bis schwacher Hitze wird das Fleisch fertig gebraten. Die Hälfte Schalotten nach ca. der Hälfte der Bratzeit mit den Zitronenscheiben hinzufügen. In der Zeit wird der Salat geputzt, gewaschen und in Stücke gezupft. Danach wird der Salat abgetropft. Die Orange waschen und die Hälfte der Schale abreiben. Die Orange selbst wird halbiert und ausgepresst. Die restlichen Schalotten fein würfeln. Der Orangensaft wird mit der Orangenschale, den Schalotten, etwas Salz und Cayennepfeffer verrührt. Das restliche Öl wird zum Schluss untergeschlagen. Das Fleisch aus der Pfanne nehmen. Den Bratensatz mit der Brühe und dem Wein ablöschen. Für 1-2 Minuten muss das Ganze köcheln. Mit dem Salz und Pfeffer alles abschmecken. Das Schweinefilet in Scheiben schneiden und mit dem Salat anrichten. Über das Fleisch die Sauce geben. Die Vinaigrette wird zu dem Salat extra gereicht.

Lucy Pick- Das große Salatbuch

## Blattsalat mit Filet

Zutaten für 4 Portionen:
3 Römersalatherzen
400 g Schweinefilet
1 Topf Basilikum
2 EL Öl
300 g Erdbeeren, Salz und Pfeffer
1 EL gemahlene Pistazienkerne
2 EL Sesam

Zubereitung:
Das Filet waschen und trocken tupfen. In einer Pfanne wird Öl erhitzt. Das Filet wird darin von allen Seiten angebraten und mit Salz sowie Pfeffer gewürzt. Bei mittlerer Hitze das Fleisch für ca. 15 Minuten zu Ende braten. Zu dem Bratenfett den Sesam geben. Danach die Pistazien hinzufügen. Das Filet wird damit beträufelt. In der Zeit werden die Erdbeeren gewaschen, geputzt und in feine Scheiben geschnitten. Den Basilikum waschen und die Blätter abzupfen. Von dem Salat werden die 8 äußeren Blätter gelöst, gewaschen und trocken getupft. Der restliche Salat wird geputzt, gewaschen und in feine Streifen geschnitten. Das Filet ebenfalls in feine Scheiben schneiden. 2 Salatblätter werden als Schale ineinandergegriffen. Die Salatzutaten werden vermischt und in die Salatschalen gefüllt.

## Real American Caesar Salad

Zutaten für 2 Portionen:
Knoblauchpulver
2 kleine Köpfe Romansalat
Olivenöl, 6 Scheiben Toastbrot
Salz und Pfeffer, 4 Sardellenfilets
1 EL Zitronensaft, 3/4 Tasse Mayonnaise
1 gehäufte TL Dijonsenf
3 Knoblauchzehen
1 TL Worcestersauce, 2 gehäufte TL Parmesan

**Zubereitung:**
Das Toastbrot in mundgerechte Stücke schneiden und auf ein mit Backpapier ausgelegtes Backpapier legen. Die Toastbrot-Stücke werden mit dem Olivenöl beträufelt und mit Knoblauch gewürzt. Danach alles gut miteinander vermischen. Für ca. 20 Minuten die Toastbrot-Stücke bei 150°C backen. Die Sardellen klein schneiden und in eine Schüssel geben. Nun werden die Mayonnaise, der Parmesan, die Worcestersauce, der Dijonsenf und der Zitronensaft hinzugegeben. Alles wird gut miteinander verrührt. Mit Salz und Pfeffer sowie einer kleinen Prise Zucker alles abschmecken. Der Salat wird in kleine Stücke gerissen, gewaschen und trocken geschleudert. Unter den Salat das Dressing sowie die abgekühlten Toastbrot-Stücke heben.

# Bunter Sommersalat mit Putenbruststreifen und Caesars Dressing

Zutaten für 6 Portionen:
Zucker
1 gelber Chicorée
Salz und Pfeffer
1 roter Chicorée
Cayennepfeffer
1 kleiner Friséesalat
Worcestersauce
1 Bund Rucola
4 EL geriebener Parmesan
1/2 Bund Sauerampfer
1 EL milder Senf
2 Tomaten
60 ml Brühe
2 Stangen Lauch
2 gekochte Eigelbe
1 gelbe Paprikaschote
1/2 Zitrone
1 kleine Zucchini
100 ml Olivenöl
10 Stück Pilze
1 Knoblauchzehe
600 g Putenbrust

Zubereitung:
Für das Dressing den Knoblauch schälen und mit dem Zitronensaft, dem Eigelb, der Brühe, dem Senf, etwas Worcestersauce, Salz, Pfeffer sowie Zucker in einem Mixer fein pürieren. Danach das Öl langsam hinzufügen und ebenfalls vermischen. Den Parmesan unterrühren. Der Salat wird geputzt, gewaschen und trocken geschleudert. Von dem Chicorée wird der Strunk abgeschnitten. Das Gemüse waschen. Von den Tomaten den Strunk entfernen und vierteln. Das Fruchtfleisch der Tomaten grob würfeln. Den Zwiebellauch in feine Ringe schneiden. Die Paprika in Streifen schneiden. Die Zucchini in dünne Scheiben schneiden. Die Pilze werden geputzt und geviertelt. Das Fleisch wird in Scheiben geschnitten. In einer Pfanne die Pilze sowie das Fleisch mit etwas Öl und einer angedrückten Knoblauchzehe anbraten. Mit Salz und Cayennepfeffer alles würzen. Den Chicorée sternenförmig auf Teller anrichten. Darauf werden die Tomaten, die Paprika und die Zucchini verteilt. Aus den Grünen Salatsorten wird ein Netz gebaut und in die Mitte des Chicorées gelegt. Darüber wird der Zwiebellauch gestreut und mit dem Dressing alles benetzt. Zum Schluss die Pilze sowie das Fleisch darüber geben.

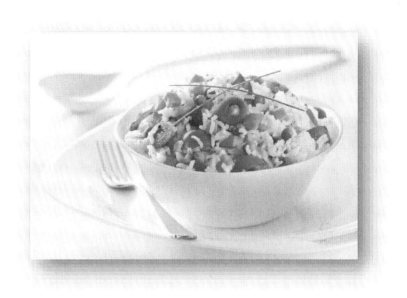

# Außergewöhnliche Salate

*Lucy Pick - Das große Salatbuch*

## Kentucky Coleslaw

Zutaten für 10 Portionen:
1/2 TL Senf nach Bedarf
800 g Weißkohl
1/4 TL Paprikapulver
1 mittelgroße Karotte
2 1/2 EL frischer Zitronensaft
65 g weißer Zucker
1 1/2 EL Weißweinessig
1/2 TL Salz
60 ml Buttermilch
1/7 TL schwarzer Pfeffer
125 g Mayonnaise
60 ml Milch

**Zubereitung:**
Den Weißkohl, die Zwiebel und die Karotte in feine, sehr dünne, ca. 2,5 cm lange Streifen schneiden. Die Zwiebel, die Karotte und den Weißkohl zusammen vermischen. Die restlichen Zutaten in einer weiteren Schüssel miteinander vermischen und über die Weißkohlmischung geben. Das Ganze gut abschmecken. Die Schüssel anschließend abdecken. Der Salat muss für mindestens 8 Stunden ziehen. 1/2 Stunden vor dem Servieren den Salat aus dem Kühlschrank nehmen.

*Lucy Pick- Das große Salatbuch*

# Rote-Linsen-Salat mit Roter Beete

Zutaten für 4 Portionen:
Salz und Pfeffer aus der Mühle
200 g rote Linsen
1 EL Honig
4 Frühlingszwiebeln
1 TL Kreuzkümmel
1/2 Bund Petersilie
1 TL Curry
400 g gekochte Rote Beete
4 EL Olivenöl
350 ml Gemüsebrühe
3 EL Apfelessig
1 TL Senf

Zubereitung:
In einem Topf 1 EL Öl erhitzen. Darin die Linsen mit dem Curry und dem Kreuzkümmel andünsten. Das Ganze mit der Brühe ablöschen und für 8-10 Minuten köcheln lassen. Die Linsen in einem Sieb abgießen und abtropfen lassen. Die Rote Beete ebenfalls in einem Sieb abtropften lassen. Anschließend diese in kleine Stücke schneiden. Die Frühlingszwiebeln waschen, putzen und in Ringe schneiden. Die Petersilie waschen und die Blätter abzupfen.

Die Petersilienblätter grob hacken. Aus dem Senf, dem Honig, dem Salz, Pfeffer und dem Essig ein Dressing herstellen. Danach 3 EL Öl nach und nach unterrühren. Nun die Linsen mit der Roten Beete und den Frühlingszwiebeln vermischen. Darunter das Dressing und die Petersilie heben. Mit dem Salz und Pfeffer alles abschmecken.

# Winterlicher Maultaschensalat

Zutaten für 4 Portionen:
6 Maultaschen, 3 Salatherzen
100 g gewürfelter Schinkenspeck
1 große Birne, 1 kleine rote Zwiebel
1 EL Zitronensaft, 100 g gehackte Walnüsse

Für das Dressing:
Salz und Pfeffer, 4 EL Essig, 2 TL Honig
8 EL Traubenkernöl, 1/2 TL Senf

Zubereitung:
Die Maultaschen nach Packungsanweisung garen. Danach zur Seite stellen und in dem Sud etwas abkühlen lassen. Die Salatherzen halbieren und den Strunk entfernen. Die Blätter in schmale Streifen schneiden. Die Birne schälen und in ca. 1 cm große Würfel schneiden. Danach die Birnenwürfel mit Zitronensaft beträufeln. Die Zwiebel schälen und halbieren. Diese in halbe Ringe schneiden. In einer Pfanne die Schinkenspeckwürfel knusprig braten. Für das Dressing den Essig mit dem Öl, dem Senf, dem Honig, dem Salz und Pfeffer verrühren. In einer großen Schüssel den Salat mit den Birnenwürfeln, den Zwiebeln, den gehackten Walnüssen sowie dem Speck vermischen. Die lauwarmen Maultaschen in schmale Streifen schneiden und auf dem Salat anrichten. Darüber das Dressing träufeln.

*Lucy Pick- Das große Salatbuch*

# Überbackener Ziegenkäse mit Honigsauce

Zutaten für 4 Portionen:
1/2 EL Balsamico
2 EL Pinienkerne
1 EL Butter
2 große Äpfel
2 EL Honig
4 Scheiben Ziegenfrischkäse
etwas Salat

Zubereitung:
Den Backofen auf 225°C vorheizen. In einer Pfanne ohne Fett die Pinienkerne unter Wenden anrösten. Die Äpfel in vier ca. 1,5 cm dicke Scheiben schneiden. Dabei das Kerngehäuse entfernen. In eine gefettete Form die Apfelscheiben legen. Darüber jeweils eine Scheibe Käse verteilen. Das Ganze im Backofen für ca. 20 Minuten überbacken. Den Salat waschen und auf Tellern anrichten. In den Salat den überbackenen Käse setzen. Darüber die Pinienkerne streuen. In die noch warme Form den Honig, die Butter und den Balsamico geben und verrühren. Die Sauce über den Käse gießen. Danach alles servieren.

## Spargel-Brotsalat

Zutaten für 2 Portionen:
40 g Parmesan
100 g Ciabatta
3 Basilikumstiele
1 Knoblauchzehe
5 EL Olivenöl
300 g grüner Spargel
1/2 TL Zucker
300 g Kirschtomaten
Salz und Pfeffer
2 EL Rotweinessig

Zubereitung:
Das Brot in dünne Scheiben schneiden und auf ein Rost legen. Die Brotscheiben bei 200°C Umluft (220°C Ober-/Unterhitze) für 3-4 Minuten auf der mittleren Schiene hellbraun rösten. Die Knoblauchzehe halbieren. Mit der Schnittfläche des Knoblauchs die Brotscheiben einreiben. Den Spargel waschen. Das untere Drittel schälen und die Enden abschneiden. Den Spargel schräg in ca. 3 cm lange Stücke schneiden. In reichlich kochendem Salzwasser den Spargel für 3 Minuten bissfest garen. Danach den Spargel abgießen und mit kaltem Wasser abschrecken.

*Lucy Pick - Das große Salatbuch*

Die Tomaten waschen und halbieren. Den Essig mit dem Salz, dem Pfeffer, dem Zucker und 3-4 EL Wasser verrühren. Nach und nach das Öl unterrühren. Die Blätter von den Basilikumstielen streifen und grob zupfen. Die Tomaten und den Spargel mit der Vinaigrette vermischen und kurz ziehen lassen. Den Basilikum mit dem Brot vermischen und ebenfalls kurz ziehen lassen. Mit einem Sparschäler den Parmesan in Späne schneiden. Vor dem Servieren den Spargel-Brotsalat mit dem Parmesan bestreuen.

Lucy Pick- Das große Salatbuch

## Kräutersalat

Zutaten für 8 Portionen:
1 Flasche kohlensäurehaltiges Mineralwasser
1 Weißkohl
1/2 Flasche Kräuteressig
2 Zwiebeln
1 TL Pfeffer
1 kleine Tasse Zucker
2 EL Salz
1 kleine Tasse Öl

Zubereitung:
Von dem Kohl den Strunk entfernen. Den Kohl fein raspeln und in eine Schüssel geben. Die Zwiebeln in kleine Würfel schneiden und zu dem Kohl geben. Das Mineralwasser mit dem Zucker, dem Salz, Pfeffer, dem Öl und dem Kräuteressig vermischen. Diese Sauce über den Kohl geben. Mit einem Deckel Schüssel abdecken, mit Konservendosen beschweren und den Salat für 24 Stunden ziehen lassen. Danach den Salat abgießen und servieren.

# Linsensalat mit Mango und Paprika

Zutaten für 4 Portionen:
1 frische reife Mango
200 g Belugalinsen
2 Lauchzwiebeln
1 rote Paprikaschote

Für das Dressing:
4 EL neutrales Öl
2 Knoblauchzehen
Salz und Pfeffer
1 Stück frischer Ingwer
1 TL Ahornsirup
1 Chilischote
2 EL Obstessig
der Saft von einer Orange

Für die Garnitur:
2 EL ungesalzene Cashewnüsse

*Lucy Pick- Das große Salatbuch*

Zubereitung:
Die Linsen nach Packungsanweisung garen, abtropfen und abkühlen lassen. Den Stiel und die Kerne von der Paprika entfernen. Das Paprikafruchtfleisch in Würfel schneiden. Die Lauchzwiebeln putzen, waschen und in Ringe schneiden. Für das Dressing die Knoblauchzehen und den Ingwer durch eine Knoblauchpresse drücken. Die weißen Trennwände und die Kerne von der Chili entfernen. Das Fruchtfleisch der Chili fein würfeln. Die Chilischote mit dem Orangensaft, dem Ahornsirup, dem Fruchtessig, Salz und Pfeffer verrühren. Danach das Öl unterschlagen. Über die Linsen-Gemüsemischung nun das Dressing geben und unterheben. Für mindestens eine Stunde muss der Salat ziehen. Die Mango schälen und den Stein entfernen. Das Fruchtfleisch würfeln und zu dem Salat geben. Das Ganze abschmecken. In einer trockenen Pfanne die Cashewnüsse rösten. Vor dem Servieren die Nüsse über den Salat streuen.

Lucy Pick- Das große Salatbuch

## Carpaccio vom Rind

Zutaten für 4 Portionen:
Baguettes
400 g Rinderfilets
Meersalz
1 Pck. Rucola
schwarzer Pfeffer aus der Mühle
1 frisch gehobenes Stück Parmesan
Olivenöl
der Saft von 2 Zitronen
Balsamico
100 g Pinienkerne

Zubereitung:
Den Balsamico auf 4 Teller träufeln und mit einem Pinsel verteilen. Der Teller sollte dünn mit Öl bedeckt sein. In einer Pfanne ohne Fett die Pinienkerne rösten. Den Rucola waschen. Das Rinderfilet in dünne Scheiben schneiden und zusammen mit dem Rucola und den Pinienkernen auf die Teller geben. Darüber den Parmesan dünn hobeln. Mit Salz, Pfeffer und Zitronensaft das Ganze würzen. Darüber das Olivenöl träufeln. Zusammen mit den Baguettes den Salat servieren.

# Rote Beete-Salat mit Ziegenkäse

Zutaten für 4 Portionen:
Für das Gemüse:
1 EL Zucker
3 Rote Beeten
schwarzer Pfeffer
300 ml Gemüsebrühe
Meersalz

Zudem:
1 EL Olivenöl
50 g Walnüsse

Für die Vinaigrette:
Salz und Pfeffer
2 unbehandelte Orangen
3 EL Zitronensaft
1 rote Chilischote
5 EL Olivenöl
3 EL Senf
6 EL Ahornsirup

Außerdem wird benötigt:
4 kleine Ziegenfrischkäse
50 g Rucola
10 Basilikumblätter, 50 g Brunnenkresse
4 Scheiben Schinken
1 EL Olivenöl

Zubereitung:
Die Rote Beete schälen und in Spalten schneiden. Danach die Rote Beete Spalten in eine feuerfeste Form legen. Dazu die Gemüsebrühe geben und mit Salz sowie Pfeffer würzen. Mit dem Zucker das Ganze bestreuen. Mit Folie die Form verschließen. Dabei ca. 4 Löcher in die Form stechen. Bei 180° das Gemüse für 60-70 Minuten garen. Danach aus dem Fond nehmen und abkühlen lassen. Die Walnüsse grob hacken und in 1 EL Olivenöl rösten. Die Schale von der Orange abreiben. 1 EL der Orangenschale mit der fein gehackten Chilischote, dem Senf, 5 El Olivenöl, Ahornsirup und dem Zitronensaft verrühren. Mit Salz und Pfeffer die Vinaigrette abschmecken. Die weiße Haut von der Orange entfernen. Die Orange danach in Scheiben schneiden und auf dem Tellerrand als Umrandung anrichten. Den Rucola und die Brunnenkresse putzen, waschen und trocknen. Diese auf der Tellermitte anrichten. Den Schinken mit 1 EL Öl in einer Pfanne knusprig anbraten. Den Basilikum grob zerpflücken. Die Rote-Beete-Spalten auf den Salat geben. Darüber die Walnüsse streuen. Darauf den Schinken geben. Den Ziegenfrischkäse zerbröseln und über den Tellern verteilen. Mit dem Basilikum den Salat garnieren. Zum Schluss das Ganze mit der Vinaigrette beträufeln.

*Lucy Pick- Das große Salatbuch*

## Italienischer Brotsalat

Zutaten für 3 Portionen:
Pfeffer
1/2 gewürfeltes Baguette
50 g geriebener Parmesan
100 g schwarze Salami
1 Rosmarinzweig
100 g Rucola
Meersalz
120 g Kirschtomaten
Olivenöl
20 ml heller Balsamico

**Zubereitung:**
In eine Pfanne etwas Olivenöl und ein Rosmarinzweig geben. Das Ganze erhitzen. Die Salami in grobe Scheiben schneiden und in der Pfanne kross anbraten. Zum Auskühlen alles auf ein Krepppapier geben. In derselben Pfanne etwas Olivenöl und das in Würfel geschnittene Baguette geben. Währenddessen den Rucola waschen und von den Stängeln befreien. Die Kirschtomaten halbieren. Alles in eine Schüssel geben und mit Pfeffer, Meersalz, Öl und Essig würzen. Die Baguettewürfel sowie die Salami zu dem Salat geben. Alles gut miteinander vermischen. Zum Schluss den Parmesan untermischen. Mit dem restlichen Parmesan den Brotsalat garnieren.

*Lucy Pick- Das große Salatbuch*

## Couscoussalat mit Rosinen und Minze

Zutaten für 2 Portionen:
100 g Rosinen
200 g Couscous
1 TL Senf
Butter
2 TL Honig, Wasser
Salz und Pfeffer
1 Paprikaschote
etwas Weißweinessig
2 Frühlingszwiebeln
etwas Olivenöl
5 Tomaten
etwas Tomatenmark
1/2 Salatgurke
3 Stängel Petersilie
1 Pck. Feta-Käse
3 Stängel Minze
einige Pinienkerne
einige Sonnenblumenkerne

Zubereitung:
Den Couscous nach Packungsanweisung und einem Stich Butter quellen lassen. Die Zwiebeln, die Paprika, die Tomaten und die Gurke in kleine Würfel schneiden.

*Lucy Pick- Das große Salatbuch*

Unter den gequollenen Couscous die Gemüsewürfel mischen und mit Salz sowie Pfeffer würzen. In Wasser die Rosinen kurz einweichen. Die Rosinen anschließend gut abtropfen lassen und unter den Salat mischen. In einer Pfanne die Sonnenblumen- und die Pinienkerne anrösten. Den Feta klein schneiden und zusammen mit den Pinien- und Sonnenblumenkernen unter den Salat mischen. Die Minze und die Petersilie klein hacken und ebenfalls unter den Salat heben. Mit den restlichen Zutaten eine Vinaigrette anrühren.

*Lucy Pick- Das große Salatbuch*

## Staudensellerie-Salat

Zutaten für 4 Portionen:
2 Frühlingszwiebeln
400 g Staudensellerie
6 EL Olivenöl
80 g Parmesan am Stück
4 EL Weinessig

Zubereitung:
Den Staudensellerie waschen und in ca. 1-2 mm dicke Scheiben schneiden. Die Frühlingszwiebeln waschen und das Weiße der Frühlingszwiebeln in ca. 5 mm breite Ringe schneiden. Alles in eine Schüssel geben. Darüber den Parmesan hobeln. Mit Essig, Öl und Salz alles abschmecken. Der Salat muss für 5 Minuten ruhen. Zum Schluss den fertigen Salat nochmals abschmecken.

Lucy Pick- Das große Salatbuch

# Inkasalat - würziger Quinoasalat mit Rucola und Avocado

Zutaten für 4 Portionen:
Chiliflocken aus der Mühle
125 g Quinoa
1 TL flüssiger Honig
250 g Gemüsebrühe
3 EL Himbeeressig
1 rote Zwiebel
2 EL Olivenöl
1 Lauchzwiebel
1 Knoblauchzehe
1 rote Paprikaschote
1 Bund Rucola
2 Tomaten
1 Avocado

Zubereitung:
In einem Sieb das Quinoa gründlich mit warmem Wasser waschen. Danach das Quinoa abtropfen lassen. In einem geschlossenen Topf 2 Teile Gemüsebrühe mit einem Teil Quinoa zum Köcheln bringen. Nach ca. 12-15 Minuten den Topf vom Herd nehmen und bei geschlossenem Deckel das Quinoa 10 Minuten quellen lassen.

Währenddessen die Zwiebel schälen und in halbe Ringe schneiden. Die Lauchzwiebel waschen, putzen und bis zu dem grünen Teil in feine Ringe schneiden. Die Paprika und die Tomaten putzen und würfeln. Den Rucola waschen und eventuell halbieren. Den Knoblauch klein schneiden. Die Avocado halbieren und den Kern entfernen. Das Avocadofruchtfleisch mithilfe eines Kugelformers aus der Schale holen. Alles in einer Schüssel mit der Quinoa mischen. Aus 2 EL Olivenöl und 3 EL Himbeeressig sowie 1 TL Honig, Salz, Pfeffer und den Chiliflocken ein Dressing herstellen.

*Lucy Pick- Das große Salatbuch*

# Zucchinisalat

Zutaten für 6 Portionen:
6 EL Essig
1 kg entkernte Zucchini
2 mittelgroße Zwiebeln
6 EL Zucker
1 Bund Dill
2 TL Salz
2 TL Senfkörner
1 Prise Pfeffer

Zubereitung:
Die Zwiebeln hacken. Den Essig mit Salz, Pfeffer, Zucker, Senfkörner und dem Dill vermischen. Dazu die Zwiebeln sowie die Zucchini geben und nochmals gut verrühren. Der Salat muss unter mehrmaligem Umrühren für 1 Tag ziehen.

Lucy Pick- Das große Salatbuch

## Brezelnsalat

Zutaten für 4 Portionen:
100 g junger Blattspinat
2 große Laugenbrezeln
1 EL süßer Senf
8 EL Olivenöl
1 TL flüssiger Honig
2 EL Butter, Salz und Pfeffer
6 Radieschen, 3 EL Weißweinessig
150 g Kirschtomaten
1 Salatgurke

Zubereitung:
Die Brezeln in dünne Scheiben schneiden. In einer Pfanne 4 EL Olivenöl und die Butter erhitzen. Darin die Brezelscheiben bei mittlerer Hitze knusprig anbraten. Die Radieschen putzen und in Scheiben schneiden. Die Kirschtomaten halbieren. Die Salatgurke in der Länge vierteln. Die Kerne aus der Gurke herausschneiden. Die restliche Gurke in Stücke schneiden. Alles in eine Schüssel geben und mit 4 EL Olivenöl, 2-3 EL Weißweinessig, etwas Salz, Pfeffer, flüssigem Honig und süßem Senf verrühren. Den Blattspinat putzen, waschen und trocken schleudern. Den Spinat unter die Gurkenmischung geben und die Brezelscheiben untermischen. Auf einer Platte den fertigen Salat anrichten.

Lucy Pick- Das große Salatbuch

## Thailändischer Glasnudelsalat mit Gemüse

Zutaten für 4 Portionen:
Olivenöl
400 g Champignons
Cayennepfeffer
100 g Glasnudeln
1 Handvoll Koriandergrün
der Saft 1 Limette
1 Handvoll ungesalzene Erdnüsse
3 EL Gemüsebrühe
2 Knoblauchzehen
1 EL Fischsauce
3 EL dunkle Sojasauce
2 cm Ingwerwurzel
1/2 TL Sambal Oelek
1 Bund Frühlingszwiebeln
2 cm Chilischoten
2 Möhren, 1 rote Spitzpaprika

Zubereitung:
Die Champignons in Scheiben schneiden. Die Limette auspressen. Die Frühlingszwiebeln in dünne Ringe schneiden. Die Möhren und die Spitzpaprika in dünne Streifen schneiden. Die Chilischote fein hacken. Den Ingwer reiben. Die Knoblauchzehen durch eine Knoblauchpresse drücken.

*Lucy Pick- Das große Salatbuch*

Das Koriandergrün klein zupfen. In einer Pfanne mit etwas Öl die Champignons anbraten und mit Cayennepfeffer bestäuben. Mit 1 EL Sojasauce die Champignons ablöschen und gut verrühren. Danach die Champignons abkühlen lassen. Aus dem Limettensaft, der Brühe, dem Ingwer, dem Knoblauch, der Chilipaste, der Fischsauce und 2 EL Sojasauce eine Marinade rühren. Die Chilischote hinzugeben und gut verrühren. In einer Schüssel die Glasnudeln mit kochendem Wasser übergießen. Diese müssen für 8-10 Minuten quellen. Danach die Glasnudeln in einem Sieb abschrecken. Alle Zutaten in eine Schüssel gegeben und gut vermischen. Zum Schluss die Marinade darüber gießen und gut verrühren.

# Mediterraner Melonensalat

Zutaten für 6 Portionen:
Salz und Pfeffer
1/2 Melone
1 EL weißer Balsamicoessig
200 g Feta-Käse
1 EL Olivenöl
100 g schwarze Oliven
1 kleine rote Zwiebel
1 Bund glatte Petersilie
1/2 Bund Minze

Zubereitung:
Die Melone schälen, entkernen und in ca. 2 cm große Würfel schneiden. Den Feta würfeln. Die Zwiebel in dünne Ringe schneiden. Die Kräuter grob hacken. In einer Schüssel alle Zutaten vorsichtig vermischen und für ca. 30 Minuten kühlen.

*Lucy Pick- Das große Salatbuch*

## Rindfleischsalat

Zutaten für 3 Portionen:
Öl
600 g Rindfleisch
Essig
1 Bund Suppengrün
Salz und Pfeffer
3 mittelgroße Eier
100 g Käse
3 Tomaten
3 mittelgroße Gewürzgurken

Zubereitung:
Das Fleisch mit dem Suppengrün und etwas Salz für ca. 2 Stunden kochen. Danach das Fleisch abkühlen lassen. Alle anderen Zutaten in gleichgroße Stücke schneiden. Die Eier hart kochen und anschließend mit einem Eierschneider in Scheiben und nochmals quer schneiden. Das Fleisch ebenfalls in Stücke schneiden. Alle Zutaten in eine Schüssel geben und mit Essig, Öl, Salz und Pfeffer abschmecken. Der fertige Salat muss für 2 Stunden ziehen. Vor dem Servieren diesen nochmals abschmecken.

Lucy Pick- Das große Salatbuch

# Avocado-Mozzarella-Salat mit Mango

**Zutaten für 2 Portionen:**
der Saft von 1/2 Limette
50 g Pinienkerne
1 reife Avocado
200 g Mozzarella,
1 EL Akazienhonig
1 reife Mango
3 EL Olivenöl
50 g Rucola
1/2 rote Chilischote
100 ml frisch gepresster Orangensaft
Salz und Pfeffer

**Zubereitung:**
Die Pinienkerne in einer Pfanne ohne Fett rösten. Den Mozzarella würfeln. Die Mango schälen und in Würfel schneiden. Den Rucola gründlich waschen. Die Chilischote in feine Ringe schneiden. Die Avocado halbieren, entsteinen, schälen und in Würfel schneiden. Den Orangensaft auf die Hälfte einkochen. Das Ganze mit Salz, Pfeffer, der roten Chilischote, dem Olivenöl und dem Honig zu einer Vinaigrette verrühren.

Mit dem Limettensaft die Avocadowürfel beträufeln und mit Salz sowie Pfeffer würzen. Zuerst die Avocados auf den Tellern anrichten. Darauf den Mozzarella und anschließend die Mango legen. Mit einem Löffel alles etwas festdrücken und mit der Vinaigrette beträufeln. In einer Schüssel den Rucola mit der restlichen Vinaigrette vermischen. Auf die Avocado-Türmchen einige Rucolablätter verteilen. Den restlichen Salat auf dem Teller anrichten und mit den Pinienkernen bestreuen.

Lucy Pick- Das große Salatbuch

# Kritharaki-Salat mit Hackfleisch

Zutaten für 6 Portionen:
Salz und Pfeffer
500 g gemischtes Hackfleisch
etwas Olivenöl, 500 g Kritharaki
3 Beutel Fertigmischung für Salatsauce
Salzwasser
2 EL Oregano
3 Paprikaschoten (jeweils rot, gelb und grün)
3 EL Tomatenketchup
1 Zwiebel
3 EL Tomatenmark

Zubereitung:
Das Hackfleisch mit Salz, Pfeffer, Tomatenketchup, Tomatenmark, Oregano und einer halben klein gehackten Zwiebel vermischen. In einer Pfanne mit etwas Olivenöl die Hackfleischmasse krümelig anbraten. Danach alles abkühlen lassen. Die Kritharaki für ca. 14 Minuten in Salzwasser garen und anschließend abgießen. Die Paprikaschoten kleine Würfel schneiden. Die restliche halbe Zwiebel mit den Paprikaschoten und drei Tütchen für Gartenkräuter in etwas Öl ziehen lassen. Die fertigen Nudeln mit dem Hackfleisch vermischen. Darüber die Paprikawürfel-Mischung geben. Das Ganze gut verrühren und ziehen lassen.

*Lucy Pick - Das große Salatbuch*

# Exotischer Mango-Salat mit Paprika, Koriander und Erdnüssen

Zutaten für 4 Portionen:
1 Prise Salz, 2 reife Mangos, 1 rote Chilischote
1 Bund Koriander, 2 Limetten
50 g geröstete und gesalzene Erdnüsse
1 Möhre, 3 EL Öl, 1 rote Paprikaschote
1 EL Zucker, 100 g Rucola, 1 EL Sojasauce,

Zubereitung:
Den Koriander hacken. Von einer Limette die Schale fein abreiben. Beide Limetten auspressen. Die Chilischote entkernen und fein hacken. Den Limettensaft mit der Limettenschale, der Sojasauce, dem Zucker und der Chilischote verrühren. Danach das Öl unterrühren und mit Salz alles abschmecken. Die Mangos schälen, entkernen und das Fruchtfleisch in Streifen schneiden. Die Paprika putzen, entkernen und in dünne Streifen schneiden. Die Möhre schälen und grob raspeln. Den Rucola putzen, waschen und trocken schleudern. Mit dem gehackten Koriander alle Salatzutaten in einer Schüssel mischen. Darüber das Dressing geben und unterheben. Vor dem Servieren den Salat mit den Erdnüssen bestreuen.

*Lucy Pick- Das große Salatbuch*

## Reis nach türkischer Art

Zutaten für 4 Portionen:
1 Würfelzucker
2 Becher türkischer Reis
2 TL Salz
2 EL Margarine
2 EL Reisnudeln
5 EL Öl

Zubereitung:
Den Reis gründlich waschen. In einer Pfanne die Margarine erhitzen. Darin die Reisnudeln anbraten. Danach den Reis und das Öl hinzugeben. Unter ständigem Rühren alles leicht anbraten. Mit 2 Becher kochendem Wasser alles ablöschen. Nun das Salz und den Würfelzucker untermischen. Die Pfanne mit einem Deckel verschließen und die Temperatur reduzieren, sobald das Wasser kocht. Für 15 Minuten muss alles köcheln. Die Pfanne danach vom Herd nehmen. Bei geschlossenem Deckel muss alles für einige Minuten ziehen. Danach kann der Salat serviert werden.

# Griechischer Tomatensalat

Zutaten für 4 Portionen:
Salz und Pfeffer
500 g Tomaten
1 EL Zucker
4 Lauchzwiebeln
1 gestrichener TL Senf
10 schwarze Oliven
2 EL Wasser
250 g Feta-Käse
2 EL Essig
3 EL Olivenöl

Zubereitung:
Die Tomaten würfeln. Die Lauchzwiebeln in Ringe schneiden. Die Oliven klein würfeln. Den Feta-Käse in Würfel schneiden. Das Öl mit dem Essig, dem Senf, dem Zucker, dem Salz und dem Pfeffer zu einer Sauce verrühren. Die Tomaten, die Oliven, den Feta und die Lauchzwiebeln zu der Salatsauce geben. Alles gut vermischen und für mindestens 2 Stunden ziehen lassen.

Lucy Pick- Das große Salatbuch

## Grüner Papaya Salat

Zutaten für 4 Portionen:
2 TL Palmzucker
1 grüne Papaya
2 EL Limettensaft
150 g Kirschtomaten
2 EL Fischsauce
50 g geröstete und gesalzene Erdnüsse
1 Knoblauchzehe
1 kleine rote Chilischote

Zubereitung:
Die Papaya schälen und waschen. Die Frucht halbieren und den Kern entfernen. Anschließend das Fruchtfleisch grob raspeln. Die Tomaten waschen und vierteln. 1 EL der Erdnüsse zur Seite legen. Die restlichen Erdnüsse in einem Mörser grob zerkleinern. Die Chilischote waschen, putzen und klein schneiden. Den Knoblauch schälen und hacken. Die Chilischote mit dem Knoblauch, der Fischsauce, dem Limettensaft, dem Palmzucker und 1/3 der Tomaten sowie den zerkleinerten Erdnüssen zu einer Paste stampfen. Die restlichen Tomaten mit der Papaya vermischen. Darunter die Erdnuss-Chili-Paste rühren. Alles kurz zerstampfen und in eine Schüssel füllen. Mit den restlichen Erdnüssen den fertigen Salat bestreuen.

# Kichererbsen-Räuchertofu-Salat mit grünen Bohnen, Sojabohnen und Avocado

Zutaten für 4 Portionen:
1 Bund Petersilie, 200 g Kichererbsen
100 g frische grüne Bohnen, 200 g Sojabohnen
1 Avocado, 1 Pck. Räuchertofu

Für das Dressing:
Salz und Pfeffer
5 EL Öl, 1 Schuss Essig

Zubereitung:
Die Kichererbsen und die Sojabohnen nach Packungsanweisung zubereiten. Die Bohnen danach halbieren. In kochendem Wasser die Bohnen für ca. 5 Minuten blanchieren und mit kaltem Wasser abschrecken. Den Tofu in kleine Würfel schneiden und in Öl anbraten. Mit Salz und Pfeffer den Tofu würzen. Die Avocado schälen und in Würfel schneiden. Die Sojabohnen, die Kichererbsen, die Bohnen, die Avocado und den Tofu in eine Schüssel geben. Die Petersilie fein hacken und darunter mischen. Alle Zutaten gut miteinander verrühren und mit Salz, Pfeffer, Öl und etwas Essig abschmecken.

## Kingklip an Kopfsalat und Sauerampfer mit Papayasauce

Zutaten für 2 Portionen:
Sauerampfer, 500 g Fischfilets
Salz und Pfeffer, 1 Kopf Salat
Olivenöl, 1 Papaya, Butter, Saft 1/2 Zitrone
2 EL Paniermehl, 3 EL Sahne, 2 cl Pernod

Zubereitung:
Die Papaya halbieren. Die Körner entfernen. Das Fruchtfleisch mit einem Löffel herausschälen und mit dem Zitronensaft, der Sahne und dem Pernod pürieren. Das Ganze mit Salz und Pfeffer abschmecken. Die äußeren Blätter von dem Salat entfernen. Den restlichen Salat halbieren und gründlich abwaschen. Mit einer Salatschleuder den Salat trocken schleudern. Das Fischfilet in 4 Stücke schneiden. Die Hautseite in das Paniermehl drücken. In einer Pfanne 1 EL Butter und 1 EL Olivenöl erhitzen. Darin die panierte Fischseite anbraten. Danach die Hitze reduzieren. Die Filets nach 4 Minuten wenden. Danach den Herd abstellen und den Fisch gar ziehen lassen. Danach den Fisch mit Salz und Pfeffer würzen. Die Salathälften mit der Schnittstelle nach oben auf Tellern platzieren. Darauf und um den Salat herum das Papayapüree verteilen. Das Fischfilet anlegen. Mit dem Sauerampfer das Ganze dekorieren.

Lucy Pick- Das große Salatbuch

## Karpfen blau mit Meerrettichsauce, Petersilienkartoffeln und Blattsalat

Zutaten für 4 Portionen:
2 Scheiben Zitronen
1 küchenfertiger Karpfen
etwas Dill
Salz und Pfeffer
1/2 Bund Petersilie
1/4 l sowie 4 EL Essig
200 g Kopfsalat
4 EL Butter
1 Schalotte
2 EL Mehl
2 EL Sonnenblumenöl
1/4 l Milch, 1 EL Honig
1 EL Meerrettich
1 kg Kartoffeln

Zubereitung:
Den Karpfen waschen. Den Karpfen innen mit Salz und Pfeffer würzen. 1/4 Liter Essig aufkochen lassen. Eine umgedrehte Tasse auf den Karpfenbauch stellen. Den Karpfen vorsichtig auf eine Fettpfanne des Backofens stellen. Über den Karpfen den Essig gleichmäßig gießen.

Lucy Pick- Das große Salatbuch

Danach 1 Liter kochendes Salzwasser hinzugeben. Für 40-50 Minuten muss das Ganze im vorgeheizten Backofen bei 125°C Umluft ( E-Herd 150°C; Gas: Stufe 1) garen. Die Kartoffeln schälen, waschen, halbieren und für ca. 20 Minuten in kochendem Salzwasser garen. In einem Topf 2 EL Butter schmelzen lassen. Danach das Mehl einrühren und anschwitzen. Mit 1/4 Liter Wasser und Milch alles unter Rühren ablöschen und aufkochen. Für 3-5 Minuten muss alles köcheln. Danach den Meerrettich unterrühren und mit Salz sowie Pfeffer abschmecken. Für die Vinaigrette 4 EL Essig mit Salz, Pfeffer und Honig verrühren. Danach das Öl tröpfchenweise unterschlagen. Die Schalotte schälen und in feine Würfel schneiden. Die Schalotte unter die Vinaigrette rühren. Den Salat putzen, waschen und trocken schleudern. Danach den Salat in mundgerechte Stücke zupfen. Die Petersilie waschen und trocken schütteln. Danach die Blättchen von den Stielen zupfen und hacken. Zum Schluss 2 EL Butter schmelzen. Darin die Kartoffeln mit der Petersilie schwenken. Auf einer Platte die Karpfen mit den Kartoffeln anrichten. Mit dem Dill und der Zitrone das Ganze garnieren. Dazu den Salat servieren.

*Lucy Pick- Das große Salatbuch*

## Crêpe mit Bärlauch-Frischkäsecreme auf Blattsalat mit Kirschtomaten und Mandel-Vinaigrette

Zutaten für 4 Portionen:
1/4 TL Senf
1 Ei
2 EL Weißweinessig
35 g Mehl
2 EL Olivenöl
85 ml Milch
12 Kirschtomaten
Salz und Pfeffer
1 kleiner Kopf Friséesalat
25 g Mandelstifte
1 Mini-Römersalat
8 Bärlauchblätter
2 TL Öl
200 g Doppelrahm-Frischkäse

### Zubereitung:

Das Mehl, das Ei, die Milch und das Salz zu einem glatten Teig verrühren. Für ca. 15 Minuten muss der Teig quellen. Die Mandelstifte in einer Pfanne ohne Fett anrösten. Den Bärlauch waschen, trocken schütteln und in feine Streifen schneiden. Den Frischkäse mit dem Bärlauch in einer Schüssel verrühren und mit Salz sowie Pfeffer abschmecken. In einer beschichteten Pfanne 1/2 TL Öl erhitzen. Darin 1/4 des Teiges auf mittlerer Hitze für ca. 1 Minute pro Seite braten. Danach den Crêpe herausnehmen und warm stellen. Mit dem restlichen Teig genauso verfahren. Den Salat waschen und trocken schleudern. Den Römersalat und 10-12 Blätter des Friséesalat klein schneiden. Die Tomaten waschen und halbieren. Den Senf mit dem Essig, Salz sowie Pfeffer verrühren. Danach das Öl unterschlagen und die Mandelstifte unterrühren. Auf ein Ende jedes Crêpes je ein Viertel der Frischkäsecreme streichen. Danach den Crêpe aufrollen und schräg halbieren. Den Salat mit den Tomaten auf den Tellern verteilen und mit der Vinaigrette beträufeln. Darauf die Crêpes anrichten.

## Blattsalat mit Hähnchenleber, Maiskolben, Zwiebeln in Balsamico-Marinade mit Parmesanhobel

Zutaten für 4 Portionen:
40 g gehobelter Parmesankäse
2 Maiskolben
200 g gemischter Blattsalat
1 EL Butter
1 TL Senf
100 ml und 6 EL Gemüsebrühe
1 EL Honig
1 Zwiebel
4 EL weißer Balsamicoessig
300 g Hähnchenleber
Salz und Pfeffer
2 EL Sonnenblumenöl

Zubereitung:
Den Mais putzen, waschen und in ca. 2 cm dicke Scheiben schneiden. In einer Pfanne Fett erhitzen. Darin den Mais für ca. 5 Minuten unter Wenden andünsten. Mit 100 ml Brühe alles ablöschen. Bei geschlossenem Topf muss alles für ca. 5 Minuten dünsten. Die Zwiebel schälen und in Spalten schneiden.

Lucy Pick- Das große Salatbuch

Die Leber waschen und trocken tupfen. Die Leber in Stücke schneiden. In einer Pfanne Öl erhitzen. Darin die Leberstücke für ca. 7 Minuten anbraten. Die Zwiebeln nach ca. 4 Minuten hinzugeben. Mit Salz und Pfeffer alles würzen und mit dem Essig sowie 6 EL Brühe ablöschen. Mit dem Senf und dem Honig alles abschmecken. Den Salat waschen und trocken schütteln. Den Salat in mundgerechte Stücke schneiden. Den Mais abgießen. Auf einem Teller den Salat, den Mais, die Leberpfanne inklusive der Marinade anrichten. Alles mit dem Parmesan bestreuen und servieren.

*Lucy Pick- Das große Salatbuch*

# Gebackene Käsestangen zu Blattsalat

Zutaten für 4 Portionen:
Paprikapulver edelsüß
1 kleiner Kopf Eichblattsalat
1 kg weißes Pflanzenfett
1 kleiner Kopf Lollo Bianco
100 g Paniermehl, 1 Paprikaschote, 75 g Mehl
175 g Champignons, 1 Ei
2 EL Balsamicoessig, 300 g mittelalter Goudakäse
3-4 EL Weißweinessig, 4 EL Nussöl
Salz und weißer Pfeffer

Zubereitung:
Den Salat waschen, trocken schleudern und in mundgerechte Stücke zupfen. Die Paprika waschen und in Würfel schneiden. Die Champignons waschen, putzen und in Scheiben schneiden. Den Essig mit Senf, Salz und Pfeffer verrühren. Darunter das Öl schlagen. Den Käse in ca. 6 cm lange und 1 1/2 breite Stangen schneiden. Das Ei verquirlen. Zuerst die Käsestangen in dem Mehl, dann in dem Ei und anschließend in dem Paniermehl wenden. Diese portionsweise für 1-2 Minuten in heißem Fett ausbacken und auf einem Küchenpapier abtropfen lassen. Die Käsestangen mit dem Salat auf Tellern anrichten. Darüber den Käse und die Vinaigrette geben. Alles mit dem Paprikapulver bestreuen.

*Lucy Pick- Das große Salatbuch*

## Bohnen-Kartoffelsalat mit Oliven

Zutaten für 2 Portionen:
rosa Beeren
4 kleine Kartoffeln
1 EL Olivenöl
150 g Prinzessbohnen
1 TL Senf
Salz
2 EL Orangensaft
1 orangene Paprikaschote
2 EL Essig
2 Tomaten
4 Scheiben Baguette
50 g Feldsalat
2 Rosmarinstiele
2 EL kleine schwarze Oliven
4 Sardellenfilets

Zubereitung:
Die Kartoffeln waschen und für 15 Minuten in kochendem Wasser garen. Danach die Kartoffeln abgießen, abschrecken und pellen. Anschließend die Kartoffeln abkühlen. Die Bohnen putzen, waschen und etwas klein schneiden. Danach die Bohnen für 8 Minuten in kochendem Salzwasser bissfest garen, abgießen und abtropfen lassen.

*Lucy Pick- Das große Salatbuch*

Die Paprikaschote unter einen heißen Grill legen, bis die Haut anfängt Blasen zu bilden. Danach die Paprika wenden und herausnehmen. Mit einem feuchten Tuch die Paprika bedecken und für 10 Minuten ruhen lassen. Danach die Haut von den Paprika abziehen. Nun können die Paprika geviertelt werden. Die Tomaten waschen, putzen und in dünne Scheiben schneiden. Den Feldsalat waschen und abtropfen lassen. Die Kartoffeln in Scheiben schneiden. Den Rosmarin waschen. Von einem Rosmarinstiel die Nadeln abstreifen und hacken. Die Kartoffeln, die Bohnen, die Paprika und den Feldsalat auf Tellern anrichten. Mit den Sardellenfilets, den Oliven, dem Rosmarin und den Beeren das Ganze garnieren. Die Baguettescheiben rösten. Den Senf mit dem Essig und dem Orangensaft verrühren und mit Salz würzen, das Öl unterschlagen und den gehackten Rosmarin unterheben. Damit den Salat beträufeln. Dazu werden die Baguettescheiben serviert.

*Lucy Pick - Das große Salatbuch*

## Kartoffelsalat mit Kürbiskernen

Zutaten für 1 Portion:
1 TL Balsamicoessig
240 g festkochende Kartoffeln
20 g geräucherter hauchdünn geschnittener Kernschinken
10 g geschälte Kürbiskerne
125 g geputzter Feldsalat
1 kleine Zwiebel
1 TL Sonnenblumenöl
3 TL Essig
flüssiger Süßstoff
1/2 TL Instant Gemüsebrühe
Salz und Pfeffer

Zubereitung:
Die Kartoffeln gründlich waschen. Bei geschlossenem Deckel die Kartoffeln für ca. 20 Minuten in kochendem Wasser garen. Die Kürbiskerne in einer Pfanne ohne Fett rösten. Danach die Kürbiskerne herausnehmen und auskühlen lassen. Die Zwiebel vierteln und in feine Streifen schneiden. Die fertig gekochten Kartoffeln abgießen und unter kaltem Wasser abschrecken. Danach die Kartoffel abtropfen und die Schale abziehen. Die heißen Kartoffeln in Scheiben schneiden.

In einem Topf 5 EL Wasser, Essig und die Zwiebel erhitzen. Danach die Brühe einrühren. Die Vinaigrette mit Süßstoff, Salz und Pfeffer abschmecken. Danach das Sonnenblumenöl unterschlagen. Über die warmen Kartoffeln die Vinaigrette gießen und vorsichtig vermischen. Für mindestens 30 Minuten müssen die Kartoffeln ziehen und auskühlen. Den Feldsalat waschen und abtropfen lassen. Den fertigen Kartoffelsalat nochmals mit Salz und Pfeffer abschmecken. Danach den Schinken, die Kürbiskerne und den Feldsalat unterheben. Mit dem Balsamico alles beträufeln.

Lucy Pick- Das große Salatbuch

## Reissalat mit Papaya

Zutaten für 4 Portionen:
evtl. Zitronenzesten
200 g Basmatireis
1 Flasche Asiasauce süß-sauer
Salz
60 g Cashewkerne
100 g Zuckerschoten
1 Papaya

Zubereitung:
Den Reis in 400 ml Salzwasser kochen. Danach den Reis für 20 Minuten gar ziehen lassen. Die Zuckerschoten putzen, waschen und für ca. 2 Minuten in kochendem Salzwasser blanchieren. Danach die Zuckerschoten kalt abschrecken und abtropfen. Die Papaya schälen und in der Länge halbieren. Dabei die Papaya entkernen. Das Fruchtfleisch der Papaya in Stücke schneiden. In einer Pfanne ohne Fett die Cashewkerne rösten. Den Reis, die Zuckerschoten, die Papaya und die Cashewkerne mit der Asiasauce vermischen. Zum Servieren alles mit den Melissenblättchen garnieren.

*Lucy Pick- Das große Salatbuch*

## Reissalat mit Entenbrust

Zutaten für 4 Portionen:
Alufolie
240 g Langkornreis
Limettenscheiben
Salz
2-4 EL Öl
400 g Entenbrust
1-2 TL Honig
Pfeffer
1 Dose Kidneybohnen
1-2 EL Limettensaft
1 kleine Salatgurke
1-2 Knoblauchzehen
1 Bund Lauchzwiebeln
15 g Ingwerknolle
1 rote Chilischote

**Zubereitung:**
Den Reis in Salzwasser aufkochen und bei schwacher Hitze für ca. 20 Minuten garen. In der Zeit die Entenbrust mit Salz und Pfeffer würzen. In einer Pfanne 1 EL Öl erhitzen. Die Entenbrust unter Wenden für ca. 20 Minuten darin garen. Den Reis abgießen und abschrecken. Die Entenbrust in Folie einwickeln und für 10 Minuten ruhen lassen. Die Bohnen abgießen und abspülen.

*Lucy Pick- Das große Salatbuch*

Danach die Bohnen abtropfen lassen. Die Gurke waschen, halbieren und in Scheiben schneiden. Die Lauchzwiebeln putzen, waschen und in Ringe schneiden. Den Ingwer und den Knoblauch schälen und fein hacken. Den Limettensaft mit dem Honig, Salz, Ingwer, Chili und Knoblauch verrühren. Danach 2-3 EL Öl nach und nach unterschlagen. Den Reis, die Lauchzwiebeln, die Gurkenscheiben und die Bohnen mit der Vinaigrette vermischen. Die Entenbrust in Scheiben schneiden und etwas abkühlen lassen. Danach die Entenbrust mit dem Reissalat auf Tellern anrichten. Vor dem Servieren alles mit den Limettenscheiben garnieren.

## Fruchtiger Tandoori-Reissalat

Zutaten für 4 Portionen:
Holzspieße
2 doppelte Hähnchenfilets
eventuell Basilikum
3 EL Tandooripaste
1 EL weißer Sesam
250 g Langkornreis
150 g Salatcreme
Salz
150 g Magermilch-Joghurt
1 Bund Lauchzwiebeln
2 EL Öl
1 Kopf Blumenkohl
1 Dose Mango

**Zubereitung:**
Die Hähnchenfilets waschen und trocken tupfen. Danach die Filets in Streifen schneiden und mit 2 EL der Tandooripaste bestreichen. Die Filets abdecken und kaltstellen. Den Reis nach Packungsanweisung in kochendem Salzwasser zubereiten. Die Lauchzwiebeln putzen, waschen und trocken tupfen. Danach die Lauchzwiebeln schräg in Stücke schneiden. Den Blumenkohl putzen, waschen und in kleine Röschen teilen. Die Blumenkohlröschen für ca. 5 Minuten in kochendem Salzwasser garen.

*Lucy Pick- Das große Salatbuch*

Den Reis sowie den Blumenkohl abtropfen und mit den Lauchzwiebeln vermischen. Die Mango ebenfalls abtropfen lassen und in Würfel schneiden. Danach die Mango zu dem Reis geben und unterheben. Die Hähnchenstreifen zu Schnecken zusammenrollen. Je 3 Schnecken auf ein Spieß stecken. In einer Pfanne das Öl erhitzen. Darin die Spieße von allen Seiten für 8-10 Minuten braten. Die fertigen Spieße aus der Pfanne nehmen und mit dem Sesam bestreuen. Die Salatcreme mit dem Joghurt verrühren. Die Hälfte der Joghurtcreme mit 1 TL der Tandooripaste verrühren und in Schlieren unter die restliche Salatcreme ziehen. Den Reissalat zusammen mit den Hähnchenspießen servieren und mit Basilikum garnieren. Die Salatcreme separat dazu reichen.

## Griechischer Reissalat

Zutaten für 4 Portionen:
1 Bund Petersilie
200 g Langkornreis
250 g Kirschtomaten
Salz
1 Salatgurke
1 kleine Zwiebel
1 gelbe Paprikaschote
1/2 Bund Thymian
50 g grüne Oliven mit Paprikafüllung
400 g gemischtes Hackfleisch
50 g schwarze Oliven ohne Stein
25 g Paniermehl
500 g Vollmilch-Joghurt
1 Ei
2 Knoblauchzehen
1 EL Tomatenmark
2 EL Öl
weißer Pfeffer

Zubereitung:
Den Reis für ca. 20 Minuten in kochendem Salzwasser und bei schwacher Hitze garen. Die Zwiebel schälen und fein würfeln. Den Thymian waschen, trocken tupfen und einige Thymianzweige zur Seite legen. Den Rest abstreifen und fein hacken.

Lucy Pick- Das große Salatbuch

Das Hackfleisch, die Zwiebel, das Paniermehl, den Thymian, das Ei und das Tomatenmark verkneten und mit Salz sowie Pfeffer würzen. Aus der Masse Bällchen formen. In einer Pfanne das Öl erhitzen. Darin die Bällchen für 8-10 Minuten unter häufigem Wenden anbraten. Den fertigen Reis abgießen, abtropfen und auskühlen lassen. Die fertigen Hackbällchen ebenfalls auskühlen. Den Knoblauch schälen und durch die Knoblauchpresse drücken. Den Knoblauch mit dem Joghurt verrühren und mit Salz sowie Pfeffer abschmecken. Die Oliven abtropfen lassen. Die Paprika putzen, waschen und in Streifen schneiden. Die Gurke ebenfalls waschen, putzen und in dünne Scheiben schneiden. Die Tomaten waschen, putzen und halbieren. Die Petersilie waschen, trocken tupfen und grob hacken. Den Reis und die Hackbällchen mit den restlichen Zutaten vermischen. Zum Servieren das Ganze mit dem restlichen Thymian garnieren.

# Reissalat mit Thunfisch und Putenbrust

Zutaten für 8 Portionen:
Petersilie
500 g Langkornreis
400 g geräucherte Putenbrust am Stück
Salz und Pfeffer
2 Dosen Thunfisch in Öl
200 g gefrorene Erbsen
Zucker
8 Eier
250 g Magermilch-Joghurt
2 Dosen Champignons als ganze Köpfe
250 g Salat-Mayonnaise
1 Glas geröstete Paprika
1 Knoblauchzehe
2 Tüten Salat Kräuter „Paprika-Kräuter"
6 EL Öl

Zubereitung:
Den Reis für ca. 20 Minuten in kochendem Salzwasser garen. 2 Minuten vor Ende der Garzeit die Erbsen hinzugeben. Die Eier für ca. 10 Minuten in kochendem Wasser hart kochen und anschließend abgießen. Danach die Eier kalt abschrecken und pellen. Die Champignons und die Paprika abtropfen lassen.

*Lucy Pick- Das große Salatbuch*

Die Paprika in kleine Stücke schneiden. In einem Sieb den Reis abtropfen lassen. Mit 6 EL Wasser die Paprika-Kräuter verrühren und mit den Pilzen, der Paprika und dem Erbsen-Reis vermischen. Das Ganze für 30 Minuten ziehen lassen. Den Knoblauch schälen und durch eine Presse drücken. Die Mayonnaise mit dem Joghurt und dem Knoblauch verrühren und mit Zucker, Salz und Pfeffer abschmecken. Den Thunfisch abtropfen lassen und unter den Reis heben. Nochmals alles mit Salz und Pfeffer abschmecken. Die Putenbrust in Scheiben schneiden und die Eier halbieren. Auf einer Platte alles anrichten und vor dem Servieren mit der Petersilie bestreuen.

Lucy Pick- Das große Salatbuch

# Thunfisch in Zimt-Sesam-Kruste auf Chili-Mango-Salat

Zutaten für 4 Portionen:
schwarzer Pfeffer aus der Mühle
400 g Thunfisch
Fleur de Sel
1 EL Zimt
2 EL schwarzer Sesam
2 EL heller Sesam

Für den Salat:
1 unbehandelte Orange
1 Mango
Salz
1 Schalotte
weißer Balsamico
1 Handvoll Minze
Olivenöl
1 Handvoll Koriandergrün
2 rote Chilischoten
1 kleine rote Paprikaschote

*Lucy Pick- Das große Salatbuch*

Zubereitung:
Die Mango schälen und würfeln. Die Schalotte fein hacken. Die Minze und den Koriander ebenfalls fein hacken. Die Paprika fein würfeln. Die Chilischote entkernen und fein würfeln. Das Olivenöl mit dem weißen Balsamico und Salz zu einer Marinade verrühren. Für den Salat alle Zutaten vermischen und für ca. 30 Minuten ziehen lassen. Die Orangenschale in Zesten reißen. Den Zimt mit Salz und Pfeffer mischen und auf einem Teller verteilen. Die beiden Sesamsorten ebenfalls mischen und auf einen separaten Teller geben. Den Thunfisch portionieren und in der Gewürzmischung wälzen. Danach den Thunfisch mit etwas Wasser befeuchten und in dem Sesam wälzen. Danach den Thunfisch von allen Seiten anbraten. Jedoch sollte er innen noch rot bleiben. Den fertigen Thunfisch in Scheiben schneiden. Den Mango-Salat auf einem Teller anrichten. Dazu die Thunfischscheiben legen. Vor dem Servieren alles mit den Orangenzesten und den Korianderstängeln garnieren.

# Avocado-Mango-Salat mit Garnelen

Zutaten für 4 Portionen:
4 gegarte Garnelen, 1 Avocado
1/2 Chilischote, 1 Mango, 2 Tomaten
2 Lauchzwiebeln

Für das Dressing:
Salz und Pfeffer, 1 Knoblauchzehe
2 EL Orangensaft, 4 EL Öl, 2 EL Zitronensaft

Zubereitung:
Den Knoblauch fein würfeln und in Öl andünsten. Das Knoblauchöl unter den Orangensaft und den Zitronensaft schlagen. Mit Salz und Pfeffer das Dressing würzen. Die Avocado und die Mango schälen. Jeweils vier schmale Scheiben zur Seite legen. Das restliche Fruchtfleisch fein würfeln und mit dem Dressing mischen. Die Lauchzwiebeln putzen, waschen und in feine Ringe schneiden. Die Tomaten und die Chilischote entkernen. Von der Tomate ebenfalls vier schmale Scheiben zur Seite legen. Den Rest mit der Chilischote in feine Würfel schneiden. Alles vorsichtig unter das Dressing heben und mit Salz sowie Pfeffer abschmecken. Mit Garnierringen das Ganze auf den Tellern anrichten. Jeweils eine Garnele obendrauf legen. Mit den Gemüse- und Obstscheiben alles garnieren.

Lucy Pick- Das große Salatbuch

## Zucchini-Couscous-Salat mit Radieschen und Möhren in Joghurtdressing

Zutaten für 4 Portionen:
1-2 EL Limettensaft
4 Möhren
2 TL Currypulver
300 g Mini-Zucchini
300 g Vollmilch-Joghurt
1/2 Bund Radieschen
10 g Ingwerknolle
1-2 Knoblauchzehen
3-4 Petersilienstiele
2 Lauchzwiebeln
200 g Couscous, 6 EL Olivenöl
Zucker, Salz und Pfeffer
350 ml Gemüsebrühe

Zubereitung:
Die Möhren schälen, waschen und in dünne Scheiben schneiden. Die Zucchini putzen, waschen und in dünne Scheiben schneiden. Die Radieschen putzen, waschen und ebenfalls in Scheiben schneiden. Den Knoblauch schälen und anschließend fein würfeln. Die Lauchzwiebeln putzen, waschen und in Ringe schneiden. In einer Pfanne 2 EL Öl erhitzen.

Lucy Pick- Das große Salatbuch

Darin die Zucchinischeiben sowie den Knoblauch für ca. 2 Minuten unter Wenden anbraten und mit Salz sowie Pfeffer würzen. Anschließend die Zucchini und den Knoblauch aus der Pfanne nehmen und 150 ml Brühe darin erhitzen. Die Möhrenscheiben für 3-4 Minuten in der Brühe dünsten und mit Salz, Pfeffer und Zucker würzen. Anschließend die Möhren ebenfalls aus der Pfanne nehmen. Jetzt 2 EL Öl darin erhitzen und die Lauchzwiebeln für ca. 2 Minuten unter Rühren glasig andünsten. Den Couscous mit 200 ml Brühe, 2 EL Öl und 1/2 TL Salz bei geschlossenem Deckel für 5 Minuten ziehen lassen. Danach den Couscous in eine Schüssel geben und abkühlen lassen. In der Zeit die Petersilie waschen und trocken schütteln. Die Blättchen abzupfen und grob hacken. Den Ingwer schälen und fein hacken. Danach den Joghurt mit dem Limettensaft und dem Curry verrühren. Das Ganze mit Salz, Zucker und Pfeffer abschmecken. Mit einer Gabel den Couscous auflockern. Die Möhren, den Couscous, die Zucchini, die Petersilie und die Radieschen in eine Schüssel geben und mit Salz sowie Pfeffer abschmecken. In der Schüssel den Salat anrichten. Darüber etwas Curry-Dip geben. Den restlichen Dip mit servieren.

Lucy Pick- Das große Salatbuch

## Gnocchi-Salat mit getrockneten Tomaten und Pinienkernen

**Zutaten für 4 Portionen:**
1 TL getrockneter Basilikum
800 g Gnocchi
Salz
50 g Pinienkerne
2 EL dunkler Balsamico
1 Glas getrocknete Tomaten in Öl
7 EL Olivenöl
100 g Rucola
1 kleine Zwiebel

**Zubereitung:**
Die Gnocchi nach Packungsanweisung kochen und abkühlen lassen. In einer Pfanne ohne Öl die Pinienkerne anrösten. Die getrockneten Tomaten abtropfen lassen und in kleine Würfel schneiden. Den Rucola waschen, aussortieren und grob schneiden. Die Zwiebel fein würfeln. Alles in eine Schüssel geben und mit dem Basilikum, dem Salz, dem Olivenöl und dem Balsamessig vermischen. Zum Schluss alles abschmecken.

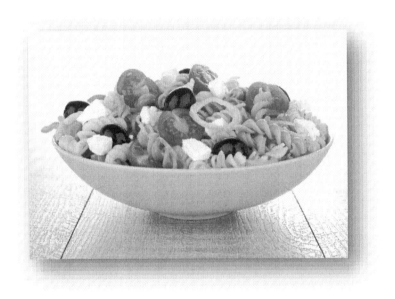

# Rezepte Nudel-salat

Lucy Pick- Das große Salatbuch

# Mediterraner Nudelsalat mit Rucola

Zutaten für 2 Personen:
1 Prise Zucker
250 g Nudeln
etwas Salz und Pfeffer
2 Knoblauchzehen
1 Bund Rucola
200 g Kirschtomaten
6 EL Olivenöl
100 g schwarze Oliven, entsteint
4 EL weißer Balsamicoessig
10 Kugeln Mini-Mozzarella
125 ml Tomatensaft

Zubereitung:
Die Knoblauchzehen schälen und zusammen mit den Nudeln nach Packungsanweisung in kochendem Salzwasser garen. Beides anschließend abgießen. Der Knoblauch wird für das Dressing zur Seite gelegt. Die Nudeln abschrecken und gut abtropfen lassen. Die Kirschtomaten werden gewaschen und halbiert. Die Oliven und die Mozzarella-Kugeln abtropfen lassen. Die getrockneten Tomaten ebenfalls abtropfen lassen und anschließend in kleine Stücke schneiden. Die Zwiebel wird fein gewürfelt und der Knoblauch fein gehackt.

Lucy Pick- Das große Salatbuch

Die Zwiebelwürfel und den Knoblauch mit dem Tomatensaft, dem Balsamicoessig, einer Prise Zucker, etwas Salz und Pfeffer verrühren. Darunter dann das Olivenöl schlagen. Das Dressing zum Schluss abschmecken. Die fertigen Nudeln mit den Kirschtomaten, den getrockneten Tomaten in Öl, den schwarzen Oliven, den Mozzarella-Kugeln und dem Dressing mischen. Der Salat wird für 20 Minuten zum Durchziehen stehen gelassen. In der Zeit wird der Rucola geputzt, gewaschen und trocken geschleudert. Den Rucola vor dem Servieren unter den Nudelsalat mischen.

# Nudelsalat mit Mozzarella

Zutaten für 8 Portionen:
2 EL Pesto, 500 g Nudeln
frisch geriebener Parmesan
375 g Mozzarella, 2 TL Honig
300 g getrocknete Tomaten in Öl
2 TL Senf, 150 g Rucola
6 EL Balsamico, 200 g Parmaschinken
150 ml Olivenöl, 100 g Pinienkerne
Salz und Pfeffer, 2 Knoblauchzehen

Zubereitung:
Die Nudeln kochen und anschließend mit kaltem Wasser abschrecken. In einer Pfanne ohne Fett werden die Pinienkerne bei mittlerer Hitze leicht angebräunt. Den Rucola waschen, trocken schleudern und etwas klein schneiden. Die getrockneten Tomaten gut abtropfen lassen und ebenfalls klein schneiden. Den Mozzarella sowie den Parmaschinken klein schneiden. Alles zusammen in eine große Schüssel geben und mit Salz und Pfeffer würzen. Für das Dressing den Essig, das Öl, die gepressten Knoblauchzehen, den Senf, den Honig und das Pesto miteinander vermischen. Kurz vor dem Servieren, wird das Dressing über den Salat gegeben und alles gut vermischen. Der Parmesan wird über den Salat gestreut oder separat serviert.

# Nudelsalat italienisch

Zutaten für 4 Portionen:
Rucola, 250 g Penne
frisch geriebener Parmesan
200 g Mozzarella, 1 TL Honig
100 g getrocknete Tomaten in Öl
1 TL Senf, 150 g Parmaschinken
1 TL Pesto, 50 g Pinienkerne
3 EL weißer oder dunkler Balsamico
1 Knoblauchzehe
70 ml Olivenöl (extra Virgin)
Salz und Pfeffer

**Zubereitung:**
Die Nudeln kochen und anschließend mit kaltem Wasser abschrecken. In einer Pfanne ohne Fett werden die Pinienkerne bei mittlerer Hitze leicht angebräunt. Den Rucola waschen, trocken geschleudert und etwas klein schneiden. Die getrockneten Tomaten abtropfen lassen. Danach die Tomaten, den Mozzarella und den Parmaschinken klein schneiden. Das Ganze in eine große Schüssel geben. Das Öl mit dem Essig, der klein gehackten Knoblauchehe, dem Senf, dem Honig und dem Pesto verrühren. Die Ölmischung kurz vor dem Essen über den Salat geben. Alles nochmals durchmischen und mit dem Parmesan garniert.

*Lucy Pick - Das große Salatbuch*

# Tortellinisalat mediterraner Art

Zutaten für 4 Portionen:
1 Knoblauchzehe
500 g Tortellini mit Käsefühlung
eine gute Prise Zucker
Salz und Pfeffer aus der Mühle
1 EL Olivenöl, 2 EL Aceto Balsamico
100 g getrocknete Tomaten aus dem Glas
4 EL Öl aus dem Tomatenglas, 50 g Pinienkerne
75 g grob geriebener Parmesan
200 g Kirschtomaten, 50 g Feldsalat

Zubereitung:
Die Tortellini nach Packungsanweisung in Salzwasser kochen. Danach die Tortellini kalt abschrecken und abtropfen lassen. Die fertigen Tortellini mit 1 EL Olivenöl in einer Schüssel vermischen und zum Abkühlen zur Seite stellen. Die Knoblauchzehe fein würfeln. Die Kirschtomaten halbieren und die getrockneten Tomaten in feine Streifen schneiden. In einer Pfanne ohne Öl die Pinienkerne rösten. Den Feldsalat, die getrockneten Tomaten sowie die Pinienkerne unter die Tortellini mischen und auf einer Platte anrichten. Darüber die Tomatenhälften verteilen. Alle anderen Zutaten zu einer Vinaigrette verrühren und diese über den fertigen Salat träufeln. Zum Servieren den Parmesan über den Salat streuen.

# Nudelsalat mit Schafskäse und getrockneten Tomaten

Zutaten für 4 Portionen:
1 Pck. Pinienkerne
500 g Nudeln, 1 Bund Rucola
Salzwasser
Cayennepfeffer
1 Glas schwarze Oliven ohne Stein und Kräuter
Salz und Pfeffer
1 Glas getrocknete Tomaten in Öl
1 Pck. Schafskäse
4 EL Öl von den Tomaten
4 Knoblauchzehen
4 EL Tomatenmark

Zubereitung:
Die Nudeln in dem Salzwasser gar kochen. Anschließend die Nudeln abgießen. Den Schafskäse mit den Händen zerbröseln. Die getrockneten Tomaten abtropfen lassen. Dabei 4 EL des Öls auffangen. Die Tomaten und die Oliven nach Bedarf klein schneiden. Die noch warmen Nudeln mit allen Zutaten, außer den Pinienkernen und dem Rucola vermischen. Alles mit Cayennepfeffer, Salz und Pfeffer abschmecken. Die Pinienkerne kurz in einer Pfanne ohne Fett anrösten. Vor dem Servieren die Pinienkerne und den Rucola unter den Salat heben.

*Lucy Pick- Das große Salatbuch*

## Nudelsalat mit Pesto

Zutaten für 6 Portionen:
evtl. Knoblauch
500 g Nudeln
einige Basilikumstiele
250 g Cocktailtomaten
1 Pck. italienische Kräuter (tiefgefroren)
1 Glas Pesto Rosso
Salz und Pfeffer
1 Glas getrocknete Tomaten in Öl
50 g Pinienkerne
1 Bund Rucola

Zubereitung:
Die Nudeln so lange in Salzwasser kochen, bis diese al dente sind. Danach die Nudeln abkühlen lassen. Die getrockneten Tomaten in Stücke schneiden. In einer Pfanne ohne Fett die Pinienkerne anrösten. Den Basilikum und den Rucola waschen und klein zupfen. Alle Zutaten In einer Schüssel miteinander vermischen. Der Salat muss vor dem Servieren für mindestens 1 Stunde ziehen. Bevor der Salat serviert wird, nochmals abschmecken.

*Lucy Pick- Das große Salatbuch*

# Tortellini-Rucola-Salat mit Parmesan und Pesto

**Zutaten für 4 Portionen:**
1/2 Knoblauchzehe
500 g Tortellini mit Käsefüllung
Salz und Pfeffer
100 g Rucola, 3 EL Olivenöl
100 g Parmesan, 2 EL dunkler Balsamico
100 g getrocknete Tomaten in Öl eingelegt
1 EL Honig, 125 g Mozzarella
1 TL Mittelschiffes Senf
1 Handvoll Basilikum, 2 EL grünes Pesto
100 g Parmesanschinken, 100 g Pinienkerne

**Zubereitung:**
Die Tortellini nach Packungsanweisung kochen und abkühlen lassen. Die Pinienkerne in einer Pfanne ohne Fett anrösten. Den Rucola und den Basilikum klein schneiden.. Den Parmesan und den Parmaschinken in feine Streifen schneiden. Die getrockneten Tomaten abtropfen lassen und klein schneiden. Den Mozzarella in Würfel schneiden. Diese ganzen Zutaten in eine Schüssel geben. Für das Dressing den Knoblauch fein hacken. Den Balsamico, den Senf, das Pesto, das Olivenöl, den Honig, das Salz, den Knoblauch und den Pfeffer miteinander verrühren. Das Dressing abschmecken und über den Salat geben. Alles gut vermischen und servieren.

*Lucy Pick- Das große Salatbuch*

## Nudelsalat mit Pinienkernen

Zutaten für 4 Portionen:
frisch geriebener Parmesan
250 g Nudeln, 1 TL Honig
200 g Mozzarella
1 TL Senf, 150 g getrocknete Tomaten in Öl
1 TL Pesto
150 g Rucola
3 EL Balsamicoessig
150 g Parmaschinken (alternativ gekochter Schinken)
70 ml Olivenöl, 50 g Pinienkerne
Salz und Pfeffer, 1 Knoblauchzehe

Zubereitung:
Die Nudeln in Salzwasser al dente kochen. Sobald die Nudeln fertig sind, diese abgießen und mit kaltem Wasser abschrecken. Die Nudeln gut abtropfen lassen und zum Abkühlen zur Seite stellen. In einer Pfanne die Pinienkerne ohne Fett und bei mittlerer Hitze leicht anbräunen. Den Rucola waschen und trocken schütteln. Anschließend den Rucola zerkleinern. Die getrockneten Tomaten sowie den Mozzarella abtropfen lassen und würfeln. Den Parmaschinken in zarte Streifen schneiden. Die Ganzen Zutaten in eine große Schüssel geben und vorsichtig miteinander verrühren.

Alles mit Salz und Pfeffer würzen. Für das Dressing das Öl, den gepresste Knoblauch, den Essig, das Pesto, den Senf und den Honig miteinander mischen. Kurz vor dem Servieren das Dressing über den Salat geben. Danach den fertigen Salat noch einmal durchrühren und mit dem frisch geriebenen Parmesan garnieren.

# Asia Nudelsalat mit Chinakohl

Zutaten für 2 Portionen:
4 EL Essig
1 Chinakohl
4 EL Zucker
1 Bund Frühlingszwiebeln
1 TL Pfeffer
2 Pck. chinesische Eiernudeln (Hühnergeschmack)
1 TL Salz
4 EL Sonnenblumenkerne
1/2 Tasse gestiftete Mandeln

Zubereitung:
Den Chinakohl in Streifen schneiden. Die Frühlingszwiebeln fein schneiden. Die getrockneten Nudeln mit der Hand zerbröseln. Den Chinakohl, die Frühlingszwiebeln und die Nudeln in eine Schüssel geben und verrühren. In einer Pfanne ohne Fett die Sonnenblumenkerne und die Mandeln anrösten und zu dem Chinakohl in die Schüssel geben. Den Essig mit dem Öl, Salz, Pfeffer, Zucker und den Gewürzen aus der Nudelpackung vermischen. Das Dressing über den Salat geben und nochmals gut durchmischen. Der Salat muss nun für einige Stunden ziehen.

# Sommerlicher Nudelsalat

Zutaten für 4 Portionen:
flüssiger Süßstoff
250 g Nudeln
1 gestrichener TL Senf
250 g Cocktailtomaten
1 TL Gemüsebrühe, Instant
2 Frühlingszwiebeln
100 ml Wasser
250 g Feta-Käse
Knoblauch
150 g getrocknete Tomaten in Öl
Oregano
100 g schwarze Oliven
Salz und Pfeffer
1 mittelgroße Zucchini
8 EL Olivenöl
2 EL Sonnenblumenkerne
8 EL weißer Balsamico

Zubereitung:
Die Nudeln in Salzwasser kochen, bis diese bissfest sind. Danach die Nudeln abgießen und abkühlen lassen. In der Zeit die getrockneten Tomaten klein schneiden. Die frischen Tomaten vierteln. Die Frühlingszwiebeln waschen und in feine Ringe schneiden. Das grüne Teil dabei mit verwenden. Den Feta-Käse in Würfel schneiden.

Lucy Pick- Das große Salatbuch

Die Zucchini waschen und in kleine Würfel schneiden. Aus dem Glas der getrockneten Tomaten ca. 3 EL Öl entnehmen und in eine Pfanne geben. Das Öl darin erhitzen. Die Zucchiniwürfel in der Pfanne mit dem Öl für ca. 5 Minuten bei mäßiger Hitze weich garen. Die Oliven in Scheiben schneiden. Die Nudeln zusammen mit den frischen Tomaten, den getrockneten Tomaten, den Frühlingszwiebeln, den Oliven, dem Feta sowie den Sonnenblumenkernen in eine Schüssel geben. Die noch warmen Zucchiniwürfel aus der Pfanne direkt zu dem Salat geben. Für das Dressing das Wasser, das Öl, die Gemüsebrühe, den Essig, den Süßstoff, die Gewürze und den Senf miteinander vermischen. Das fertige Dressing über den Nudelsalat geben und alles gut miteinander vermischen. Der fertige Salat muss nun für mindestens 1-2 Stunden ziehen.

*Lucy Pick- Das große Salatbuch*

# Nudelsalat mit Pinienkernen, getrockneten Tomaten, Basilikum und Schafskäse

Zutaten für 5 Portionen:
Salz und Pfeffer
500 g Farfalle
2 Knoblauchzehen
100 g Pinienkerne
50 ml Olivenöl
200 g Schafskäse
30 Basilikumblätter
200 g getrocknete Tomaten in Öl

Zubereitung:
Die Nudeln nach Packungsanweisung kochen, bis diese bissfest sind. In der Zeit die Tomaten klein schneiden. Den Schafskäse in Würfel schneiden. Den Knoblauch schälen und sehr klein schneiden. In einer Pfanne ohne Fett die Pinienkerne vorsichtig anrösten. Die Basilikumblätter klein schneiden. Die fertig gekochten Nudeln abgießen und zusammen mit allen anderen Zutaten in eine Schüssel geben. Mit dem Olivenöl, Salz und Pfeffer den Salat zum Schluss abschmecken.

*Lucy Pick- Das große Salatbuch*

# Tortellinisalat italienische Art

Zutaten für 4 Portionen:
Für das Pesto:
Salz und Pfeffer
75 g getrocknete Tomaten in Öl aus dem Glas
evtl. Wasser
50 g geriebener Pecorino (alternativ Parmesan)
2 EL Balsamico Blanco
25 g Cashewnüsse
4 EL Öl aus dem Glas der getrockneten Tomaten
1 Handvoll Basilikum
2 Knoblauchzehen

Für den Salat:
50 g schwarze Oliven ohne Stein
800 g frische Tortellino mit Käsefüllung
250 g Mozzarella
500 g Kirschtomaten

Lucy Pick- Das große Salatbuch

## Zubereitung:

Die Tortellini in Salzwasser nach Packungsanweisung kochen. Danach abgießen und mit kaltem Wasser abschrecken. Zum Abkühlen diese zur Seite stellen. Die getrockneten Tomaten für das Pesto in Streifen schneiden und den Käse fein reiben. Die Knoblauchzehen schälen und fein hacken. In einem Mixer die getrockneten Tomaten, die Cashewkerne, das Basilikum, den Knoblauch und den geriebenen Käse zu einer feinen Paste mixen. Danach das Öl untermischen. Die fertige Paste kann mit dem Balsamico und etwas Wasser zu einer cremigen Konsistenz verdünnt werden. Mit Salz und Pfeffer das fertige Pesto abschmecken. Die Tortellini mit dem Pesto in einer Schüssel vermischen. Die Cocktailtomaten je nach Größe halbieren oder vierteln. Den Mozzarella in Würfel schneiden. Die Oliven bei Bedarf halbieren. Zum Schluss alles mit den Tortellini vermischen und abgedeckt etwas ziehen gelassen.

# Grüne Bohnen - Nudel - Salat

Zutaten für 2 Portionen:
evtl. Tomaten
2 Handvoll grüne, frische Bohnen
Petersilie
250 g Nudeln
Salz und Pfeffer
40 g Parmesan
Olivenöl
2 Frühlingszwiebeln
Balsamico

Zubereitung:
Die Nudeln und die Bohnen getrennt voneinander in Salzwasser kochen. In der Zwischenzeit die Frühlingszwiebeln klein schneiden und den Parmesan reiben. In einer Schüssel die noch heißen Nudeln mit dem Parmesan vermischen. Danach die Bohnen und die Zwiebeln hinzugeben. Alles mit Salz, Pfeffer und Balsamico abschmecken. Der Salat muss für 2-4 Stunden ziehen. Danach den Salat noch einmal abschmecken und das Olivenöl hinzugeben. Zum Schluss die frisch gehackte Petersilie untermischen. Mit den halbierten Tomaten kann der Salat garniert werden.

## Caesar - Nudelsalat

Zutaten für 4 Portionen:
2 EL Zitronensaft
100 g Spiralnudeln
125 g Olivenöl
Salz
1 TL mittelscharfer Senf
2 Scheiben Toastbrot
1 Ei
4 EL Öl
2 Knoblauchzehen
2 Hähnchenfilets (ca. 400 g)
250 g Möhren, weißer Pfeffer
1/2 Salatgurke
1 kleiner Römersalat

**Zubereitung:**
Die Nudeln für ca. 10 Minuten in kochendem Salzwasser garen. Danach die Nudeln abgießen und abtropfen lassen. Das Brot in Würfel schneiden. In einer beschichteten Pfanne 2 EL Öl erhitzen. Die Brotwürfel darin von allen Seiten goldbraun anrösten. Die Brotwürfel anschließend aus der Pfanne nehmen und zur Seite stellen. Das Fleisch abspülen und trocken tupfen. In einer Pfanne 2 EL Öl erhitzen und das Fleisch für ca. 10 Minuten von allen Seiten braten. Mit Salz und Pfeffer würzen und anschließend abkühlen lassen.

Den Salat putzen und waschen. Von dem Salat wenige kleine Blätter zur Seite legen. Den restliche Salat in Streifen schneiden. Die Gurke ebenfalls waschen, putzen, halbieren und anschließend in Scheiben schneiden. Die Möhren putzen und schälen. Danach die Möhren schräg in dünne Scheiben schneiden. Den Knoblauch schälen und fein hacken. Das Ei, den Knoblauch und den Senf mit einem Schneebesen aufschlagen. Unter ständigem Rühren in einem dünnen Strahl das Olivenöl einlaufen lassen. Mit Salz, Pfeffer und dem Zitronensaft das Ganze würzen. Den Salat, die Möhren und die Gurke mit den Nudeln vermischen und auf 4 Schälchen verteilen. Das Hähnchenfilet in Scheiben schneiden und mit den Brotwürfeln über dem Salat verteilen. Zum Servieren alles mit der Salatsoße beträufeln.

*Lucy Pick- Das große Salatbuch*

## Asiatischer Nudelsalat

Zutaten für 4 Portionen:
Küchenpapier, 200 g Möhren
Limetten, 1 Stange Porree
Koriandergrün, 1 l Öl, 2 EL Sesamöl
150 g Tiefseekrabbenfleisch
Cayennepfeffer, der Saft von 3 Limetten
Salz und Pfeffer, 100 g asiatische Glasnudeln
2 EL Honig, 3 EL Sojasauce, 1 TL Sambal Oelek

Zubereitung:
Die Möhren putzen, waschen und in feine Stifte schneiden. Das Porree ebenfalls putzen, waschen und in feine Stifte schneiden. In einem Topf Öl erhitzen. Die Krabben waschen, trocken tupfen und mit dem Saft einer Limette beträufeln. Die Nudeln mit einer Schere in ca. 5 cm lange Streifen schneiden. In je 4 Portionen die Nudeln nacheinander in dem heißen Öl für 4-5 Minuten ausgebacken. Auf einem Küchenpapier die gebackenen Nudeln gut abgetropften lassen. In der Zeit die Sojasauce mit dem restlichen Limettensaft, dem Honig, dem Sambal Oelek, dem Cayennepfeffer, Salz und Pfeffer verrühren. Danach das Sesamöl unterschlagen. Die Möhren, das Porree, die Nudeln und die Krabben miteinander vermischen. Mit der Vinaigrette alles übergießen. Zum Servieren kann der fertige Salat mit dem Koriandergrün und Limettenrädchen garniert werden.

# Hähnchen auf buntem Nudelsalat

Zutaten für 4 Portionen:
20 g fein gehobelter Parmesankäse
375 g Nudeln
5-6 EL Olivenöl
Salz
8-10 EL Weißweinessig
4 Hähnchenfilets
1 Knoblauchzehe
weißer Pfeffer
1 kleine Zwiebel
1-2 EL Öl
1 Topf Basilikum
300 g tiefgefrorenen Erben
8 Tomaten

Zubereitung:
Die Nudeln nach Packungsanweisung in kochendem Salzwasser kochen. Danach die Nudeln abgießen und mit kaltem Wasser abschrecken. Zum Abkühlen die Nudeln zur Seite stellen. In der Zeit Hähnchenfilets waschen, trocken tupfen und mit Salz sowie Pfeffer würzen. In einer Pfanne Öl erhitzen und die Filets von allen Seiten für 8-10 Minuten bei mittlerer Hitze anbraten. Die Filets anschließend aus der Pfanne nehmen und auskühlen lassen.

Die Erbsen für 2-3 Minuten in kochendem Salzwasser garen, abtropfen lassen und ebenfalls zum Auskühlen zur Seite stellen. Den Basilikum waschen, trocken tupfen und anschließend von den Stielen die Blättchen zupfen. Die Blättchen, bis auf einige zum Garnieren, in feine Streifen schneiden. Die Zwiebel und den Knoblauch schälen. Die Zwiebel in Würfel schneiden und den Knoblauch durch eine Knoblauchpresse drücken Den Essig mit dem Basilikum, der Zwiebel, dem Knoblauch, Salz und Pfeffer verrühren. Danach das Olivenöl unterschlagen. Die Nudeln mit den Erbsen, den restlichen Tomaten und der Vinaigrette mischen. Den Salat für ca. 15 Minuten ziehen lassen. Danach den Salat auf den Tomatenscheiben anrichten. Das in Scheiben geschnittene Fleisch auf dem Salat verteilen. Das Ganze mit dem Parmesan bestreuen und mit den restlichen Basilikumblättern garnieren.

*Lucy Pick- Das große Salatbuch*

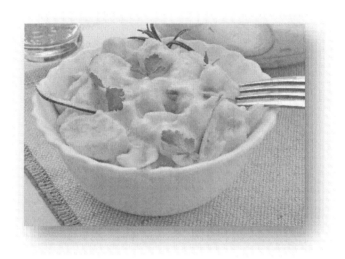

# Rezepte Party-salate

*Lucy Pick- Das große Salatbuch*

## Big Mac Salat Low-Carb

Zutaten für 2 Portionen:
10 Tropfen Flüssigsüßstoff
400 g Eisbergsalat
1 TL Zitronensaft
400 g Rinderhackfleisch
65 ml Wasser
40 g Zwiebeln
15 ml Gurkenflüssigkeit
125 g Bacon
120 g zuckerfreie Gewürzgurken
250 g mittelalter Gouda in Scheiben
15 g zuckerfreier Senf
Salz und Pfeffer
25 g zuckerfreier Ketchup
160 g zuckerfreie Mayonnaise

Zubereitung:
Die Gewürzgurken in feine Würfel schneiden. Die Mayonnaise, den Ketchup, den Gurkensud, den Senf und das Wasser zu einem Dressing verrühren. Dazu die Gewürzgurkenwürfel geben. Mit dem Zitronensaft und etwas Süßstoff das Dressing abschmecken. In dem Kühlschrank muss das Dressing für ca. 30 Minuten ziehen. In der Zeit den Eisbergsalat putzen und in 1 cm breite Streifen schneiden. Danach den Salat waschen und trocken schleudern.

*Lucy Pick- Das große Salatbuch*

Den Gouda in dünne Stifte schneiden. In einer Pfanne den Bacon knusprig anbraten und anschließend auf einem Küchenkrepp abtropfen lassen. Die Zwiebel würfeln und in dem Baconfett anbraten. Danach das Hackfleisch hinzugeben und krümelig anbraten. Mit Salz und Pfeffer alles würzen. Auf dem Hackfleisch die Hälfte der Gouda-Stifte verteilen. Die Pfanne mit einem Deckel verschließen. Für einige Minuten muss der Käse bei geringer Hitze schmelzen. Ungefähr 3/4 des Eisbergsalates mit der anderen Hälfte der Gouda-Stifte vermischen. Alles in eine Schüssel geben. Darüber das noch Wärme Hackfleisch verteilen. Den restlichen Eisbergsalat über das Hackfleisch geben. Mit dem zerbröselten Bacon das Ganze bestreuen. Das Dressing separat dazu servieren.

*Lucy Pick- Das große Salatbuch*

## Hot Dog Salat

Zutaten für 10 Portionen:
75 g Röstzwiebeln
2 große Zwiebeln
200 g geriebener Käse
500 g Würstchen
400 ml Hot Dog Sauce
1 kleiner Eisbergsalat
1/2 Glas Salat
5 Hot Dog Brötchen
Cayennepfeffer nach Bedarf
250 ml Ketchup
Pfeffer nach Bedarf
2 EL heller Essig
1 TL Salz
2 EL brauner Zucker

**Zubereitung:**
Die Zwiebeln schälen und anschließend in dünne Scheiben schneiden. Die Würstchen in ca. 5 mm dicke Scheiben schneiden. Den Salat waschen und trocken schütteln. Danach den Salat in kleine Stücke zerteilen. Die Hot Dog Brötchen halbieren und hell toasten. Diese danach in ca. 2x2 cm große Würfel schneiden. Den Ketchup in einen Topf geben. Dazu die Zwiebeln, den Essig und den Zucker geben.

Das Ganze mit 1 TL Salz, schwarzem Pfeffer und Cayennepfeffer würzen. Alles gut verrühren. Bei geringer Hitze das Ganze für 15-20 Minuten köcheln lassen. Danach die Sauce abkühlen lassen. In einer Schüssel zuerst die Hälfte der Brötchenwürfel verteilen. Darauf als zweite Schicht die Hälfte des Eisbergsalates geben. Über den Eisbergsalat die Hot Dog Sauce verteilen. Als vierte Schicht die Würstchen darüber geben. Die fünfte Schicht bildet die Zwiebel-Ketchup-Sauce. Darauf den Gurkensalat verteilen. Nun folgt die zweite Hälfte des Eisbergsalates. Als siebte Schicht wieder die zweite Hälfte der Hot Dog Sauce auf den Salat geben. Die zweite Hälfte der Brötchenwürfel sind die nächste Schicht. Darüber den Käse streuen. Die oberste Schicht bilden zum Schluss die Röstzwiebeln.

*Lucy Pick- Das große Salatbuch*

# Taco - Salat

Zutaten für 6 Portionen:
1 Tüte Tacos
500 g Hackfleisch
100 g geriebener Gouda
1 Flasche Texicana Salsa
2 Becher Créme Fraîche mit Kräutern
1 rote Paprikaschote
1 Dose rote Kidneybohnen
1 grüne Paprikaschote
1 Dose Mais, 1 gelbe Paprikaschote
4 Tomaten
1 Salatgurke

**Zubereitung:**
Das Hackfleisch in einer Pfanne krümelig anbraten. Darunter eine halbe Flasche der Texicana Salsa rühren. Das Ganze nun abkühlen lassen. In der Zwischenzeit die Paprikaschoten, die Gurke sowie die Tomaten würfeln. In einer Schüssel zuerst die Paprikaschoten, darüber die Gurke und darüber die Tomaten schichten. Über die Tomaten den Mais und darüber die Kidneybohnen geben. Die restliche Texicana Salsa mit beiden Bechern Créme Fraîche verrühren. Die Mischung über die Bohnen geben. Darüber das abgekühlte Hackfleisch verteilen und mit dem Gouda bestreuen. Die zerbröselten Tacos darüber verteilen.

*Lucy Pick- Das große Salatbuch*

# Nacho-Salat

Zutaten für 8 Portionen:
1 Tüte Nachos
500 g gemischtes Hackfleisch
250 g geriebener Gouda
2 Zwiebeln
1 Becher Créme Fraîche
2 Dosen Mais
1 Eisbergsalat
1 Dose Kidneybohnen
1 Flasche Salsasauce

Zubereitung:
Die Zwiebeln schälen und klein schneiden. Das Hackfleisch zusammen mit den Zwiebeln anbraten. Das Ganze abkühlen lassen und in eine Schüssel geben. Den Mais und die Kidneybohnen abtropfen lassen und jeweils eine Dose zu dem Hackfleisch in die Schüssel geben. Darüber die Hälfte der Salsasauce geben. Darüber die zweiten Dosen Mais und Kidneybohnen geben. Die restliche Salsasauce darüber geben. Den Eisbergsalat putzen und klein schneiden. Den Salat auf der Sauce in der Schüssel schichten. Darüber das Créme Fraîche geben. Über dem Créme Fraîche den Käse verteilen. 3/4 der Nachos zerbröseln und über dem Käse verteilen. Den Salat vor dem Servieren mit den restlichen Nachos garnieren.

*Lucy Pick- Das große Salatbuch*

## Bulgursalat

Zutaten für 3 Portionen:
2 EL Rapsöl, 1 EL Butter
1/2 Bund Petersilie, 1 EL Paprikamark
1/2 Salatgurke
1 EL Tomatenmark
2 große Tomaten, 1/2 TL Kreuzkümmel
3 Frühlingszwiebeln
1 EL Zitronensaft
1 Prise Salz
1 Tasse Bulgur

Zubereitung:
In einem Topf die Butter, das Paprikamark und das Tomatenmark leicht anrösten. Mit 1 Tasse Wasser ablöschen. Den Kreuzkümmel, das Salz und den Zitronensaft hinzugeben. Jetzt muss alles aufkochen. Danach den Bulgur hinzugeben. Der Bulgur sollte mit Wasser bedeckt sein. Danach den Topf vom Herd nehmen. Bei geschlossenem Deckel muss der Bulgur für 1/2-1 Stunde quellen. Die Frühlingszwiebeln mit dem Grün in feine Ringe schneiden. Die Tomaten in Würfel schneiden. Die Salatgurke schälen und anschließend würfeln. Die Petersilie grob hacken. Mit einer Gabel den Bulgur auflockern. Dazu 2-3 EL Rapsöl geben und verrühren. Zum Schluss das Gemüse unter den Bulgur mischen.

Lucy Pick- Das große Salatbuch

# Exotischer Reissalat

Zutaten für 4 Portionen:
Wasser
1 Tasse Reis
1 Knoblauchzehe
1 rote Paprikaschote
5 EL Sojasauce
1 Tasse Cashewnüsse
neutrales Öl nach Bedarf
1 Tasse Rosinen
1 Zitrone
3 kleine Zwiebeln

**Zubereitung:**
In Salzwasser den Reis gar kochen und abgießen. Danach den Reis abkühlen lassen. In der Zeit die Paprikaschote waschen und in kleine Stücke schneiden. Unter fließendem Wasser die Cashewnüsse abspülen und mit einem Küchenpapier abtrocknen. Die Zitrone auspressen. Den Zitronensaft mit dem Öl auffüllen, sodass die Flüssigkeit 1/8 Liter ergibt. Den Knoblauch quetschen. Die Zwiebeln in Ringe schneiden. Alle Zutaten miteinander vermischen. Mit der Sojasauce das Ganze abschmecken.

*Lucy Pick- Das große Salatbuch*

## Griechischer Schichtsalat

Zutaten für 8 Portionen:
1 Dose schwarze
entsteinte Oliven
400 g Rinderhackfleisch
500 g fertiger Tzatziki
etwas Olivenöl
1 kleines Glas milde Peperoni
Gewürzmischung
1 Pck. Feta-Käse
1/2 Kopf Eisbergsalat
200 g Krautsalat
1 große Zwiebel
1 rote Paprikaschote
3 große Fleischtomaten
1/2 Dose Mais
1/2 Salatgurke

Zubereitung:
Den Eisbergsalat klein schneiden. Die Zwiebel in Ringe schneiden. Die Fleischtomaten würfeln. Die Salatgurke ebenfalls würfeln. Die Paprikaschote klein schneiden. Den Feta-Käse in Würfel schneiden. Die Peperoni ebenfalls klein schneiden. Das Hackfleisch mit der Gewürzmischung verrühren und mit dem Olivenöl anbraten. Danach das Hackfleisch abkühlen lassen. Die Hälfte des Eisbergsalates in eine Schüssel geben.

*Lucy Pick- Das große Salatbuch*

Darauf das abgekühlte Hackfleisch verteilen. Über das Hackfleisch die Hälfte des Tzatzikis verteilen. Schichtweise die Peperoni und als zweite Lage die Zwiebelringe verteilen. Darüber kommen die Tomatenwürfel. Darauf die Gurkenstücke, der Mais, die Paprikawürfel und als letztes den Krautsalat geben. Über den Krautsalat die Fetawürfel legen. Danach folgt die andere Hälfte des Eisbergsalates. Darüber kommt wieder das Hackfleisch. Die geschnittenen Peperoni auf dem Hackfleisch verteilen. Zum Schluss das restliche Tzatziki und die Oliven verteilen. Für mindestens 6 Stunden muss der Salat ziehen. Vor dem Servieren den Salat durchmischen.

## Couscous-Salat

Zutaten für 4 Portionen:
Schnittlauch
250 g Couscous
Petersilie
250 ml Gemüsebrühe
Zucker, 1 EL Tomatenmark
Kreuzkümmel
2 rote Paprikaschoten
Chilipulver, 2 gelbe Paprikaschoten
Salz und Pfeffer
1 Dose Mais, 1 EL Sojasauce
4 Lauchzwiebeln
1 EL rote Currypaste
2 EL Reisessig
3 EL Olivenöl

**Zubereitung:**
Die Gemüsebrühe aufkochen. Den Couscous damit übergießen und für 10 Minuten quellen lassen. In der Zeit das Gemüse und die Kräuter waschen und klein schneiden. Das Tomatenmark mit der Currypaste, dem Reisessig, dem Öl, der Sojasauce und dem Couscous vermischen. Danach das Gemüse untermischen und alles mit Salz, Pfeffer, Chilipulver, Kreuzkümmel und etwas Zucker abschmecken. Dazu etwas Petersilie und Schnittlauch geben.

*Lucy Pick- Das große Salatbuch*

# Berliner Kartoffelsalat

Zutaten für 4 Portionen:
Kümmel
1 kg vorwiegend festkochende Kartoffeln
Salz und Pfeffer, 2 TL mittelscharfer Senf
1/2 Bund Frühlingszwiebeln
3 TL Zucker, 1 Knoblauchzehe
100 ml Gurkenflüssigkeit, 1 große Zwiebel
50 ml Weißweinessig, 4 mittelgroße Gewürzgurken
100 ml Distelöl, 1 säuerlicher Äpfel

Zubereitung:
Die Kartoffeln mit 1 EL Salz und 1 EL Kümmel kochen. Die Kartoffeln abgießen, abschrecken und auskühlen lassen. Danach können die lauwarmen Kartoffeln gepellt werden. Die Vinaigrette mit Senf, Zucker, Gurkenwasser, Essig, Öl, etwas Salz und Pfeffer sowie den fein gehackten Zwiebeln herstellen. Den Apfel schälen und in kleine Stücke schneiden. Die Gurke in Scheiben schneiden. Die Kartoffeln ebenfalls in Scheiben schneiden. In einer Schüssel schichtweise und abwechselnd die Kartoffelscheiben, die Gurken und die Apfelscheiben legen. Dazwischen jeweils einige Löffel der Vinaigrette mit Salz und Pfeffer geben. Nun muss der Salat für 3-4 Stunden ziehen. Vor dem Servieren den Salat mischen und die in Röllchen geschnittenen Frühlingszwiebeln unterheben.

## Gnocchi-Salat

Zutaten für 4 Portionen:
Salz und Pfeffer aus der Mühle
325 g Gnocchi aus dem Kühlregal
2 EL Olivenöl, 1 kleine Zwiebel
1 grüne Zucchini, 1 rote Paprikaschote

Für die Vinaigrette:
Salz und Pfeffer aus der Mühle
1 Knoblauchzehe, 30 ml Gemüsebrühe
1 EL Balsamico Bianco, 1 1/2 EL Tomatenmark
2 EL Olivenöl

Zum Garnieren:
150 g frisch geriebener Parmesan
20 Basilikumblätter

Zubereitung:
Die Basilikumblätter in Streifen schneiden. Die Gnocchi in Salzwasser nach Packungsanweisung kochen. Diese danach abgießen und kalt abspülen. Die Zucchini und die Paprika in dünne Scheiben schneiden. Die Zwiebel fein hacken und zusammen mit der Paprika und der Zucchini im Öl anbraten. Mit Salz und Pfeffer alles würzen. Für die Vinaigrette alle Zutaten mixen und mit Salz sowie Pfeffer abschmecken. Die Gnocchi mit dem Gemüse und der Vinaigrette vermischen. Mit dem Parmesan und dem Basilikum den Salat vor dem Servieren bestreuen.

Lucy Pick- Das große Salatbuch

# Bulgur-Salat

Zutaten für 6 Portionen:
Pfeffer
500 g Bulgur
1 Handvoll Petersilie
900 ml kochendes Wasser
110 ml Öl, 5 Frühlingszwiebeln
25 ml Sirup
1 mittelgroße Zwiebel
25 ml Zitronensaft
120 g Tomatenmark
2 1/2 TL Salz
14 g Paprikamark

Zubereitung:
Die Frühlingszwiebeln in dünne Ringe schneiden. Die Zwiebel in kleine Würfel schneiden. Die Zwiebel anschließend in Öl glasig anbraten. Danach das Tomaten- sowie das Paprikamark hinzugeben und für einige Sekunden mit anschwitzen. Danach alles zur Seite stellen. Das kochende Wasser über den Bulgur gießen. Alles mit Salz bestreuen und so lange verrühren, bis von dem Bulgur die Flüssigkeit komplett aufgesogen hat. Danach die Zwiebelmischung dazugeben und mit dem Sirup sowie dem Zitronensaft verrühren. Zum Schluss die Frühlingszwiebeln und die Petersilie untermischen und mit Pfeffer abschmecken.

*Lucy Pick- Das große Salatbuch*

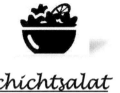

## Schichtsalat

Zutaten für 8 Portionen:
100 g geriebener Gouda
1 Glas gestifteter Sellerie
1 Glas Salatcreme
1 Dose Mais
2 Stangen Lauch
1 Dose Ananas
5 Eier
200 g Kochschinken

Zubereitung:
Die Ananas in kleine Würfel schneiden. Dabei den Saft auffangen. Den Kochschinken in dünne Streifen schneiden. Die Eier hart kochen und anschließend in Streifen schneiden. Den Lauch in hauchdünne Streifen schneiden. Die ganzen Zutaten in einer Schüssel schichten. Den Ananassaft mit der Salatsauce glatt rühren und über den Salat gießen. Zum Schluss den Salat mit dem Käse bestreuen und für 24 Stunden kühl stellen.

Lucy Pick- Das große Salatbuch

# Mexikanischer Schichtsalat

Zutaten für 4 Portionen:
Knoblauch
1 Eisbergsalat
Salz und Pfeffer
4 große Tomaten
1 Tüte Tortillachips
600 g Hackfleisch
200 g geriebener Gouda
1 Zwiebel
2 Becher saure Sahne
1 Flasche Salsa
1 Dose Kidneybohnen
1 Dose Mais

Zubereitung:
Die Tomaten in Würfel schneiden. Den Salat klein schneiden und in eine Schüssel geben. Auf den Salat die Tomaten verteilen. Das Hackfleisch in einer Pfanne mit Zwiebeln, Knoblauch, Salz und Pfeffer anbraten. Das Hackfleisch über den Salat geben. Danach eine Flasche Salsa über das Hackfleisch geben. Darauf den Mais und die Kidneybohnen schichten. Die saure Sahne darauf verteilen und mit dem Käse bestreuen. Die Tortillas zerbröseln und vor dem Servieren auf dem Salat verteilen.

*Lucy Pick- Das große Salatbuch*

# Radieschen-Kartoffelsalat mit Würstchen

**Zutaten für 4 Personen:**
Radieschensprossen
1 kg kleine festkochende Kartoffeln
12 Scheiben Frühstücksspeck
1 Zwiebel
1 Bund Lauchzwiebeln
2 EL Honig
12 Nürnberger Bratwürste
4 EL Obstessig
100 g tiefgefrorene Erbsen
Salz und Pfeffer
1 Bund Radieschen
5 EL Öl

**Zubereitung:**
Die Kartoffeln waschen und für ca. 20 Minuten in Wasser kochen. Die Zwiebel schälen und in feine Würfel schneiden. Mit dem Honig, dem Essig, dem Salz und Pfeffer eine Vinaigrette verrühren. Darunter 3 EL Öl schlagen. Die Radieschen putzen, waschen und in dünne Scheiben hobeln. In kochendem Salzwasser die Erbsen für ca. 2 Minuten garen und anschließend abtropfen lassen. In einer Pfanne 2 EL Öl erhitzen. Darin die Würstchen für 6 Minuten von allen Seiten anbraten.

*Lucy Pick- Das große Salatbuch*

Danach die Würstchen aus der Pfanne nehmen und die Pfanne zur Seite stellen. Die Kartoffeln abgießen kalt abschrecken. Danach die Kartoffeln pellen und in Scheiben schneiden. Die Vinaigrette mit den gehobelten Radieschen und den Erbsen vorsichtig unter die Kartoffeln heben. Für 30 Minuten muss der Salat ziehen. Die Lauchzwiebeln waschen, putzen und halbieren. Anschließend die Lauchzwiebeln in ca. 10 cm lange Stücke schneiden. Jeweils eine Bratwurst mit 1 Stück Lauchzwiebel und einer Scheibe Speck zu einem Päckchen wickeln. In der Pfanne das Bratenfett wieder erhitzen. Darin die Wurstpäckchen von jeder Seite für 2 Minuten anbraten. Der Kartoffelsalat mit Salz und Pfeffer abschmecken. Mit den Radieschensprossen alles garnieren und zusammen mit den Wurstpäckchen servieren.

## Saftiger Kartoffelsalat

Zutaten für 4 Portionen:
150 g Salatcreme
800 g Kartoffeln
1/2 Bund Dill
2 rote Zwiebeln
2 gelbe Paprikaschoten
150 g Gewürzgurken
1 roter Apfel
1/8 l Instant Gemüsebrühe
Salz und Pfeffer, 6 EL Gurkenwasser
30 g Kapern

**Zubereitung:**
Die Kartoffeln waschen und für ca. 20 Minuten in kochendem Wasser garen. Die Zwiebeln schälen und in dünne Ringe schneiden. Die Gurken würfeln. Die Kartoffeln abgießen und unter kaltem Wasser abschrecken. Danach die Kartoffeln pellen und in Scheiben schneiden. In einem Topf die Brühe mit dem Gurkenwasser aufkochen. Die Zwiebeln und die Kapern hinzufügen und andünsten. Mit Salz und Pfeffer alles würzen. Das Ganze über die Kartoffeln geben und für 15-20 Minuten ziehen lassen. Den Apfel waschen, halbieren, entkernen und in Würfel schneiden. Die Paprika halbieren, putzen, waschen und in feine Streifen hobeln.

*Lucy Pick- Das große Salatbuch*

Den Dill sowie den Schnittlauch waschen und trocken tupfen. Den Dill fein schneiden. Den Schnittlauch in Röllchen schneiden. Die Salatcreme mit den Kräutern, bis auf 1 EL, etwas Salz und Pfeffer verrühren. Die Gurke, den Apfel, die Paprikastreifen und die Salatcreme unter die Kartoffel mischen. Alles muss für ca. 30 Minuten ziehen. Danach alles nochmals mit Salz und Pfeffer sowie etwas Gurkenwasser abschmecken. Zum Servieren die restlichen Kräuter darüber streuen.

Lucy Pick- Das große Salatbuch

# Schweizer Wurstsalat

Zutaten für 4 Portionen:
1/4 TL weißer Pfeffer
300 g Fleischwurst
1 TL Salz
200 g Emmentaler
4 EL Öl
100 g Gewürzgurken
3 EL Wasser
2 Zwiebeln
3 EL Essig

**Zubereitung:**
Die Fleischwurst in Scheiben und anschließend in feine Streifen schneiden. Den Käse und die Gurken ebenfalls im Streifen schneiden. Die Zwiebeln in dünne Ringe schneiden. Aus dem Essig, dem Wasser, dem Öl, dem Salz sowie dem Pfeffer eine Marinade herstellen. Alles mit der Marinade vermischen und für 1 Stunde ziehen lassen.

# Krautsalat mit Karotten

Zutaten für 4 Portionen:
Öl
1 kg Weißkohl
Essig
2 große Karotten
1 EL Zucker
1 große Zwiebel
1 EL Salz
3 Knoblauchzehen

Zubereitung:
Das Weißkraut von den Rippen entfernen und fein hobeln. Die Karotten fein raspeln. Die Zwiebeln fein schneiden. Den Knoblauch fein hacken. Alles zusammen in eine Schüssel geben und mit Salz, Zucker, Öl und Essig vermischen. Der Salat muss einen Tag ziehen.

Lucy Pick- Das große Salatbuch

## Grüner Bohnen-Kartoffel-Salat

Zutaten für 4 Portionen:
Salz und Pfeffer
500 g grüne Bohnen
1 rote Chilischote
250 g fest kochende Kartoffeln
1 EL frisch gehackte Petersilie
80 ml Olivenöl
1 EL getrockneter Oregano
3 EL Essig
3 Knoblauchzehen

Zubereitung:
In 2 Liter kochendem Salzwasser die Bohnen für 8-10 Minuten kochen. Danach die Bohnen abgießen und zur Seite stellen. Den Knoblauch hacken. Die Kartoffeln weich kochen und anschließend pellen. Danach die Kartoffeln abkühlen lassen und in Würfel schneiden. Die Kartoffeln zu den Bohnen geben. Alle anderen Zutaten zu dem Gemüse geben. Alles vorsichtig vermischen.

*Lucy Pick- Das große Salatbuch*

# Curry-Reissalat

Zutaten für 7 Portionen:
1 TL Curry, 400 g Langkornreis
150 g Salatmayonnaise
Salz, 150g Magermilch-Joghurt
750 g Broccoli, 100 g geschälte Mandeln
6 EL Weinessig, 1 TL Zucker,
2 dicke Scheiben gekochter Schinken
Pfeffer, 1 Dose Aprikosen 3 EL Öl

Zubereitung:
Den Reis für ca. 20 Minuten in kochendem Salzwasser garen. Den Brokkoli putzen, waschen und in kleine Röschen teilen. Die Brokkoliröschen für ca. 5 Minuten in kochendem Salzwasser garen. Währenddessen den Essig mit Zucker, Salz und Pfeffer würzen. Danach das Öl unterschlagen. Den Reis und den Brokkoli abtropfen und heiß mit der Marinade vermischen. Die Aprikosen abtropfen und den Saft dabei auffangen. Die Früchte in Spalten schneiden. Den Schinken in Würfel schneiden. In einer Pfanne ohne Fett die Mandeln rösten. Anschließend die Mandeln herausnehmen und halbieren. Den Aprikosensaft mit dem Joghurt und der Mayonnaise verrühren und mit Salz sowie Pfeffer und Curry würzen. Alle Salatzutaten vermischen und ziehen lassen. Vor dem Servieren das Ganze nochmals abschmecken.

*Lucy Pick- Das große Salatbuch*

# Gnocchi-Salat mit Paprika und Zucchini

**Zutaten für 4 Portionen:**
einige Basilikumstiele
1 Pck. Gnocchi
Salz und Pfeffer
1 kleine Zucchini
4 EL Gemüsebrühe
1 rote Paprikaschote
2 EL Tomatenmark
5 EL Olivenöl
1 EL Weißweinessig
1 Knoblauchzehe

**Zubereitung:**
Die Gnocchi nach Packungsanweisung kochen. Das Gemüse waschen und putzen. Die Zucchini in dünne Scheiben und die Paprika in kleine Streifen schneiden. In 3 EL Olivenöl die Paprika und die Zucchini anbraten. Das Tomatenmark mit dem Knoblauch, dem Essig, dem restlichen Öl und der Gemüsebrühe zu einer Sauce verrühren. Zum Schluss alle Zutaten miteinander vermischen und mit Salz sowie Pfeffer abschmecken. Zum Servieren das Ganze mit dem Basilikum garnieren.

## Hirse-Curry-Salat

Zutaten für 4 Portionen:
4 TL Kokosraspeln
250 g Hirse
4 TL Rosinen
Wasser
2 TL Curry
1 rote Paprikaschote
4 EL Créme Fraîche
400 g gegartes Hühnerfleisch
4 EL Mangochutney
2 Bananen
etwas Zitronensaft

Zubereitung:
In der doppelten Menge Wasser die Hirse kochen. Das Fleisch sowie die Paprika in Würfel schneiden. Die Banane in Stückchen schneiden und mit dem Zitronensaft beträufeln. Das Créme Fraîche mit dem Mangochutney, den Rosinen, dem Curry und den Kokosraspeln verrühren. Die Hirse mit den anderen Zutaten vermischen und ziehen lassen.

*Lucy Pick- Das große Salatbuch*

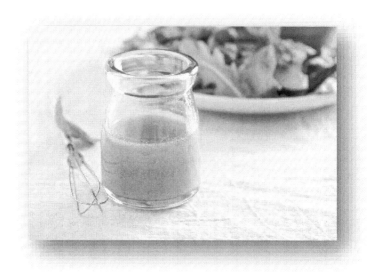

# Rezepte Dressings

Lucy Pick- Das große Salatbuch

## Schnelle Mayonnaise

Zutaten für 4 Portionen:
1 Ei
1 Prise Salz
150 ml Rapsöl, Sonnenblumenöl oder Olivenöl
Pfeffer
1/4 Zitrone, davon der Saft
1 TL Zucker
1 TL Senf, mittelscharf

Zubereitung:
Alle Zutaten in eine Schüssel geben und mit einem Mixer zu einer glatten Masse verrühren. Mit Zucker, Salz und Pfeffer evtl. nochmal abschmecken. Die Schüssel mit Plastikfolie abdecken und bis zum Servieren in den Kühlschrank stellen. Gelingt Immer!

## Cassis - Balsamico

Zutaten für 1 Portion:
500 g Johannisbeeren, schwarz
1 Prise Meersalz
100 g Zucker
500 ml Balsamico
5 Nelken
1 Stange Zimt
5 Körner Piment

**Zubereitung:**
Die Johannisbeeren mit einem Mixer kleinpürieren und den Zucker und das Salz untermengen, für etwa eine Stunde ruhen lassen. Die Menge in einem Topf zusammen mit den restlichen Zutaten aufkochen lassen und auf niedriger Flamme 15 Minuten köcheln lassen. Mit einem engmaschigem Sieb oder Mulltuch abseihen und die Flüssigkeit in Flaschen abfüllen.

*Lucy Pick- Das große Salatbuch*

# Salatsoße auf Vorrat

Zutaten für 20 Portionen:
200 ml Balsamico, weiß
80 g Zucker
250 g Wasser
20 g Salz
200 g saure Sahne, oder Schmand
20 g Gemüsebrühe, gekörnt
300 g Naturjoghurt, 0,1% Fett
200 g Öl
60 g Senf
n. B. Kräuter (Salat-)
1/4 TL Pfeffer, schwarz gemahlen

Zubereitung:
Die Gemüsebrühe mit dem Essig, Salz und Zucker in einem Topf zum Kochen bringen und auf niedriger Hitze für 10 Minuten köcheln lassen. Die restlichen Zutaten dazugeben und mit einem Mixer zu einer glatten Masse aufrühren. In Flaschen abfüllen.
Schmeckt super zu allen Blattsalaten oder Rohkost.

Das Dressing ist auch ein tolles Mitbringsel.

*Lucy Pick- Das große Salatbuch*

## Basilikum-Pesto

Zutaten für 5 Portionen:
100 g Basilikum, mit Stiel
20 g Knoblauch, geschält und kleingehackt
60 g Pinienkerne, geröstet
30 g Parmesan, gerieben
50 ml Rapsöl
2 Blatt Minze, frische
200 ml Olivenöl, kaltgepresst
1 Msp. Zitronenschale, abgerieben
4 g Salz, Meersalz, Fleur de Sel

Zubereitung:
Pinienkerne auf niedriger Stufe ohne Fett haselnussbraun rösten. Die Pinienkerne zusammen mit dem Basilikum, dem Knoblauch, der Minze und dem Rapsöl in einem Mixer zu einer glatten Masse verrühren. Jetzt den Parmesan, das Olivenöl und das Salz mit einem Löffel unterrühren. Mit Zitronenschale vorsichtig abschmecken. In Marmeladengläser füllen und mit Olivenöl bedecken, so bleibt das Pesto sehr lange haltbar.

# Schnelle Vinaigrette Essig - Öl - Senf

Zutaten für 3 Portionen:
8 EL Olivenöl
1 EL mittelscharfer Senf
4 EL Balsamico
Salz und Pfeffer
1 EL flüssiger Honig

Zubereitung:
Alle Zutaten in einen Becher geben und mit einem Mixer zu einer cremigen Masse aufschlagen.
Eignet sich für jeden Salat!

## Mayonnaise ohne Ei

Zutaten für 6 Portionen:
150 ml Milch
1 1/2 TL Senf, mittelscharf
250 ml Rapsöl
Salz
1 Schuss Zitronensaft

Zubereitung:
Mit einem Stabmixer die Milch und den Zitronensaft aufrühren und dabei langsam das Öl hinzugeben und weiter mixen. Zum Schluss den Senf hinzugeben und noch einmal aufschlagen, bis die Masse bindet (wenn sie das nicht gleich tut, etwas im Kühlschrank ruhen lassen). Mit etwas Salz abschmecken.

Wahlweise kann auch mit anderen Gewürzen, Kräutern, Zitronensaft oder anderes nach Geschmack verfeinert werden.

*Lucy Pick- Das große Salatbuch*

# Johannisbeer-Essig mit Vanille Aroma

**Zutaten für 20 Portionen:**
600 ml weißer Balsamico
300 g Zucker
500 g rote Johannisbeeren
1 Vanilleschote

**Zubereitung:**
In einem Topf den Essig mit dem Zucker erwärmen. Die ausgeschabte Vanilleschote und die Johannisbeeren hinzufügen und 15 Minuten köcheln lassen. Durch ein Sieb oder Mulltuch abseihen und noch heiß in Flaschen abfüllen. Sehr lecker zu Sommersalaten.

*Lucy Pick- Das große Salatbuch*

## Rotes Dressing für Blattsalate

Zutaten für 20 Portionen:
200 g rotes Johannisbeergelee
200 ml Rapsöl
100 ml Balsamico Bianco
500 ml Hühnerbrühe
1 EL schwarzer Pfeffer aus der Mühle
1 EL mittelscharfer Senf,
1 Knoblauchzehe, durchgepresst
1 EL Salz

Zubereitung:
Alle Zutaten mit einem Mixer vermischen und in Flaschen abfüllen. Das Dressing hält im Kühlschrank mindestens 2 Wochen.

*Lucy Pick- Das große Salatbuch*

# Balsamico - Senf - Honig - Dressing

Zutaten für 4 Portionen:
50 ml Olivenöl
2 TL Senf (oder Dijonsenf)
20 ml Balsamico
Salz und Pfeffer aus der Mühle
2 TL flüssiger Honig
Chilipulver aus der Mühle

Zubereitung:
Alle Zutaten mit einem Mixer zu einer glatten cremigen Masse rühren. Sofort servieren.
Das Dressing passt sehr gut zu Champignons, Rucola und Parmesan.

Lucy Pick- Das große Salatbuch

## Senf-Honig-Dressing

Zutaten für 4 Portionen:
4 TL Senf, mittelscharfer
4 EL Walnussöl
5 TL Honig, (Rapshonig)
n. B. Salz und Pfeffer, frisch gemahlen
8 TL Rotweinessig

Zubereitung:
Mit einem Mixer den Senf mit dem Honig cremig rühren, das Walnussöl langsam hineingießen und so lange mixen, bis die Masse sich verbindet. Den Essig unterrühren und mit Salz und Pfeffer abschmecken.

*Lucy Pick- Das große Salatbuch*

## Leckeres Salatdressing für alle Blattsalate

Zutaten für 15 Portionen:
125 ml Essig
70 g Zucker
125 ml Wasser
15 g Salz
100 g saure Sahne
10 g Gemüsebrühe, Instant
30 g Senf
150 g Naturjoghurt
125 ml Rapsöl

Zubereitung:
In einem Topf Gemüsebrühe, Essig, Zucker, Salz und Wasser aufkochen. Den Topf vom Herd nehmen und die restlichen Zutaten in die (noch) heiße Flüssigkeit einrühren. Abkühlen lassen und in Flaschen abfüllen. Im Kühlschrank hält das Dressing mindestens 2 Wochen.

Lucy Pick- Das große Salatbuch

# Salatdressing für Blattsalate

Zutaten für 15 Portionen:
2 TL Salz
6 TL mittelscharfer Senf
50 g Zucker
1 Knoblauchzehe, gehackt
500 ml Rapsöl
1 Zwiebel, gehackt
100 ml Öl, (Walnussöl)
150 ml Orangensaft
250 ml Gemüsebrühe, abgekühlt
150 ml Essig

**Zubereitung:**
Alle Zutaten mit einem Mixer vermischen und in Flaschen abfüllen. Das Dressing hält im Kühlschrank mindestens 3 Wochen.

Man kann das Dressing mit Sahne, Schmand oder Creme Fraiche verfeinern.
Passt sehr gut zu Blattsalaten.

*Lucy Pick- Das große Salatbuch*

# Einfache Salatsoße für Blattsalate

Zutaten für 4 Portionen:
3 EL Öl (z.b. Sonnenblumenöl)
3 EL Kondensmilch oder Schlagsahne
3 EL Essig
1/4 TL Salz
1/4 TL Pfeffer
1/4 TL Zucker
n. B. Meerrettich (aus der Tube oder frisch gerieben)
n. B. Knoblauch
n. B. Kräuter (z.b. Dill, Schnittlauch, Borretsch, Petersilie o.ä.)

Zubereitung:
Alle Zutaten mit einem Mixer zu einer glatten cremigen Masse rühren. Sofort servieren.
Das Dressing passt sehr gut zu allen Blattsalaten.

## Salatdressing mit Paprika für Blattsalate

Zutaten für 1 Portion:
1 rote Paprikaschote, sehr fein gewürfelt
½ Bund Schnittlauch und Petersilie, fein gehackt
1 Zwiebel, sehr fein gewürfelt
1 TL Senf
1 Prise Knoblauch, granuliert
1 Prise Salz
2 EL Zucker
etwas Wasser
1 Schuss Essig (Rotweinessig)
1 EL Olivenöl

Zubereitung:
Alle Zutaten mit einem Mixer zu einer glatten cremigen Masse rühren. Sofort servieren.
Das Dressing passt sehr gut zu allen Blattsalaten.

Lucy Pick- Das große Salatbuch

# Cremiges Salatdressing für Blattsalate

Zutaten für 4 Portionen:
200 g Crème Fraîche
2 TL schwarzer Pfeffer, gemahlen
3 EL Ahornsirup
1 1/2 TL Koriander, gemahlen
1 Zehe Knoblauch, zerdrückt
1 1/2 TL Salz
2 TL Senf
6 EL Olivenöl
4 EL Essig (Cidre-)
1 1/2 EL Milch
1/2 TL Chiliflocken

Zubereitung:
Alle Zutaten mit einem Mixer zu einer glatten cremigen Masse rühren. Sofort servieren.
Das Dressing passt sehr gut zu allen Blattsalaten.

Lucy Pick- Das große Salatbuch

## Saure-Sahne-Dressing

Zutaten für 2 Portionen:
100 g Feldsalat
3 EL Zitronensaft
200 g saure Sahne
Salz
2 TL Zucker
Pfeffer

Zubereitung:
Alle Zutaten mit einem Mixer zu einer glatten cremigen Masse rühren. Sofort servieren.
Das Dressing passt sehr gut zu allen Blattsalaten.

## French Dressing

Zutaten für 4 Portionen:
1 Stiel Estragon
5 EL Weißweinessig
2 Stiele Petersilie
60 g Crème Fraîche
1 TL Dijon-Senf
4 El Milch
4 EL Walnussöl
Salz, Pfeffer
1 EL Olivenöl

Zubereitung:
Kräuterblättchen abzupfen und fein schneiden. Alle Zutaten mit einem Mixer vermischen und in Flaschen abfüllen. Das Dressing hält im Kühlschrank mindestens 2-3 Tage.

Lucy Pick- Das große Salatbuch

# Sauerrahm-Dressing

Zutaten für 4 Portionen:
4 Stiele Petersilie
3 Stiele Dill
1 Bund Schnittlauch
200 g saure Sahne
2 EL Salatmayonnaise
2 EL Ahornsirup
100 ml Milch
3 EL Zitronensaft
1/4 TL Cayennepfeffer
Salz, Pfeffer

Zubereitung:
Kräuterblätter abzupfen und fein schneiden. Alle Zutaten mit einem Mixer vermischen und sofort servieren.

# Kurkuma-Dressing

Zutaten für 4 Portionen:
1 kleine Knoblauchzehe
200 g Seidentofu
1 Bio-Limette
4 EL Chardonnay-Essig, (ersatzweise Weißweinessig)
1 EL Akazienhonig
80 ml Orangensaft
Pfeffer
1/2 TL Salz, Fleur de sel
1 TL Kurkuma

Zubereitung:
Knoblauch grob hacken. Limettensaft und -schale mit den restlichen Zutaten mit einem Mixer zu einem cremigen Dressing mixen. Mit Pfeffer abschmecken und kalt stellen.

*Lucy Pick- Das große Salatbuch*

## Kräuter-Dressing

Zutaten für 4 Portionen:
1/2 Bund Kräuter für grüne Sauce (z.b. Pimpinelle, Petersilie, Borretsch, Kresse, Kerbel, Sauerampfer, Schnittlauch)
100 ml Milch
150 g Vollmilchjoghurt
2 EL Zitronensaft
Pfeffer
Salz
1 Prise Zucker

Zubereitung:
Kräuter waschen, verlesen, die Blätter fein hacken. Vollmilchjoghurt, Zitronensaft, Milch, Salz, Pfeffer und Zucker verrühren. Die Kräuter unterheben. Das Dressing passt zu Blattsalaten oder gekochtem Fleisch.

*Lucy Pick- Das große Salatbuch*

## Erdnuss-Dressing

Zutaten für 4 Portionen:
1 Schalotte
10 g frischer Ingwer
1 Knoblauchzehe
1 EL Sonnenblumenöl
4 EL Erdnussbutter
1 EL Panang-Currypaste, (ersatzweise Rote Currypaste)
1 EL brauner Zucker
2 EL Reisessig, (ersatzweise Weißweinessig)
4 EL Sojasauce
200 g Kokosmilch
2 EL Limettensaft
Salz, Pfeffer

Zubereitung:
Die Schalotte, den Ingwer und den Knoblauch schälen und fein hacken. In einem Topf das Öl erhitzen, die Schalotten und Knoblauch glasig dünsten. Erdnussbutter, Currypaste und Zucker zugeben und kurz mitdünsten. Mit Sojasauce, Essig, Kokosmilch und 150 ml Wasser auffüllen. Offen auf niedriger Stufe 20 Minuten kochen. Mit Salz, Pfeffer, Limettensaft und Ingwer abschmecken und abkühlen lassen.

Lucy Pick- Das große Salatbuch

## Vinaigrette Grundrezept

Zutaten für 4 Portionen:
2 EL Essig (z. B. Weißwein-, Rotwein- oder Kräuteressig)
1/2 TL Salz
Pfeffer
1 Prise Zucker
3 EL Öl (z. B. Sonnenblumen-, Distel- oder Olivenöl)

Zubereitung:
Alle Zutaten mit einem Mixer zu einer glatten cremigen Masse rühren. Sofort servieren.
Das Dressing passt sehr gut zu allen Blattsalaten.

*Lucy Pick- Das große Salatbuch*

## Sherry-Vinaigrette

Zutaten für 4 Portionen:
4 EL Sherry-Essig
Pfeffer
Salz
1 Prise Zucker
4 EL Walnussöl
10 EL Sonnenblumenöl
20 Walnusskerne

Zubereitung:
Alle Zutaten mit einem Mixer zu einer glatten cremigen Masse rühren. Walnusskerne fein hacken und unterheben.
Das Dressing passt sehr gut zu allen Blattsalaten mit Blauschimmelkäse oder Birnen.

## Honig-Senf-Dressing

Zutaten für 2 Portionen:
2 EL Weißweinessig
Salz
1 TL mittelscharfer Senf
Pfeffer
5 EL kaltgepresstes Rapsöl
2 EL flüssiger Honig

Zubereitung:
Alle Zutaten (bis auf das Rapsöl) mit einem Mixer zu einer glatten cremigen Masse rühren. Rapsöl nach und nach hinzugießen und weiterrühren.

*Lucy Pick- Das große Salatbuch*

## Tomaten-Vinaigrette

Zutaten für 6 Portionen:
250 g reife Tomaten
1 Bio-Orange
3 Frühlingszwiebeln
1 kleine rote Chilischote
8 EL Olivenöl
3 EL Weißweinessig
2 EL Ahornsirup
Salz, Pfeffer

Zubereitung:
Die Tomaten, die Frühlingszwiebeln und die Chilischote waschen und kleinhacken. Etwa 1 TL von der Orangenschale abreiben. Orangen auspressen, davon 3- 4 EL entnehmen. Alle Zutaten in einer Schale verrühren. Die Vinaigrette passt sehr gut zu allen Blattsalaten, Fleisch, Fisch, Geflügel und Gemüse.

*Lucy Pick- Das große Salatbuch*

## Champagner-Vinaigrette

Zutaten für 4 Portionen:
1 Schalotte
½ Lorbeerblatt
5 EL Weißwein
2 Stiele Thymian
Salz
4 EL Champagneressig
Pfeffer
9 EL Traubenkernöl
1 Prise Zucker
1 Spritzer Champagner, oder Sekt

**Zubereitung:**
Die Schalotte schälen und klein hacken. In einem Topf den Weißwein, Thymian, Lorbeerblätter und die Schalotten kurz kochen und anschließend abkühlen lassen. Die Lorbeerblätter und den Thymian entfernen und das Traubenkernöl, Zucker, Salz, Pfeffer und dem Champagneressig verrühren. Mit Sekt oder Champagner abschmecken und zu grünem Salat, Edelfischen oder Jakobsmuscheln reichen.

*Lucy Pick- Das große Salatbuch*

## Orangen-Zwiebel-Vinaigrette

Zutaten für 2 Portionen:
1 rote Zwiebel, klein
1 Bio-Orange
2 TL Aprikosenkonfitüre
Salz
2 EL Weißweinessig
4 EL Sonnenblumenöl
Pfeffer

Zubereitung:
Die Orange auspressen, die Zwiebel schälen und klein hacken. Alle Zutaten mit einem Mixer cremig rühren. Die Vinaigrette passt sehr gut zu Feldsalat.

# Himbeer-Traubenkern-Vinaigrette

Zutaten für 4 Portionen:
2 Schalotten
4 EL Himbeeressig
100 ml Portwein
Salz
1 Prise Zucker
Pfeffer
2 EL Haselnussöl
10 EL Traubenkernöl

Zubereitung:
Die Schalotten schälen und klein würfeln. In einem Topf den Portwein mit den Schalotten so lange kochen, bis eine dickflüssige Masse entsteht. Den Topf zur Seite stellen und abkühlen lassen. Die restlichen Zutaten hinzufügen und kräftig verquirlen. Die Vinaigrette passt sehr gut zu Blattsalaten oder gebratener Leber.

## Haselnuss-Vinaigrette

Zutaten für 2 Portionen:
2 EL Apfelessig
40 g Haselnussblättchen
2 EL Apfelsaft
1 TL Honig
Salz, Pfeffer
2 EL Schnittlauchröllchen
4 EL Sonnenblumenöl

Zubereitung:
Die Haselnussblättchen in einer Pfanne ohne Öl anrösten und abkühlen lassen. Mit den restlichen Zutaten kräftig verrühren. Evtl. nachwürzen. Diese Vinaigrette passt sehr gut zu Feldsalat.

*Lucy Pick- Das große Salatbuch*

## Joghurtdressing

Zutaten für 6 Portionen:
2 EL Orangensaft
2 EL Olivenöl
1 TL Zitronensaft
1/2 TL Cayennepfeffer
Salz
2 EL gehackte Minze
250 g Joghurt
Pfeffer

Zubereitung:
Alle Zutaten mit einem Schneebesen kräftig verrühren und in Flaschen abfüllen. Das Joghurtdressing hält sich im Kühlschrank 4-5 Tage. Vor Gebrauch nochmal gut schütteln.

## Joghurtdressing wie beim Italiener

Zutaten für 1 Portion:
1 Becher Joghurt (150 g)
1 TL Senf
1 EL Salatmayonnaise
1 EL Sonnenblumenöl
2 TL Zucker
1 EL Essig
1 EL Salatkräuter, getrocknet, frisch oder TK
Salz und Pfeffer

Zubereitung:
Alle Zutaten mit einem Mixer oder Quirl ordentlich vermengen. Evtl. noch nachwürzen.
Schmeckt immer!

# Mayo - Salatdressing Low - Carb

Zutaten für 3 Portionen:
3 EL Mayonnaise (80 % Fett)
1 kleine Zwiebel
1 EL Kräuter (Salatkräuter)
1 EL Essig
Paprikapulver
Salz und Pfeffer
etwas Wasser
Currypulver

Zubereitung:
Die Zwiebel schälen und kleinhacken. Mit den restlichen Zutaten gut vermischen. Das Dressing schmeckt sehr gut zu Thunfisch, Schinken, Eier, Krabben und Blattsalaten.

*Lucy Pick- Das große Salatbuch*

## Schnelles Salatdressing

Zutaten für 1 Portion:
1 TL Senf, mittelscharf
3 EL Olivenöl
1 EL Balsamico Bianco
1 TL Honig

Zubereitung:
Alle Zutaten mit einem Mixer oder Quirl ordentlich vermengen. Evtl. noch nachwürzen.
Schmeckt immer!

*Lucy Pick- Das große Salatbuch*

# Würziges Salatdressing

Zutaten für 8 Portionen:
250 ml Wasser, heiß
100 ml Olivenöl
3 TL Gemüsebrühe, Instant
100 ml Balsamicoessig
4 EL Senf, süß
2 EL Honig
Pfeffer
Zucker
Salz

Zubereitung:
Die Gemüsebrühe im heißen Wasser auflösen. Senf, Olivenöl, Balsamicoessig und Honig hinzufügen und mit einem Mixer zu einer cremigen Masse verrühren. Mit Salz und Pfeffer abschmecken, evtl. auch mit Zucker. In eine verschließbare Flasche füllen. Geschlossen im Kühlschrank für mind. 10 Tage haltbar. Das Dressing passt sehr gut zu Kohlsalaten, Tomaten und gemischte Blattsalate.

## Salatdressing wie bei Oma

Zutaten für 6 Portionen:
5 EL Essig
Pfeffer
5 EL Öl
Salz
1 Becher Milch oder Sahne
1 Zwiebel, fein gewürfelt
1/2 TL Zucker oder Süßstoff

Zubereitung:
Alle Zutaten mit einem Mixer oder Quirl ordentlich vermengen. Evtl. noch nachwürzen.
Schmeckt immer!

Lucy Pick- Das große Salatbuch

# Mildes Sahne - Salatdressing

Zutaten für 3 Portionen:
1 EL Essig
1 EL Zucker
1/2 EL Öl (Sonnenblumenöl)
1 Prise Salz
1 Zwiebel, fein gewürfelt
100 g Sahne
evtl. Zitronensaft aus einer auspressten Zitrone

Zubereitung:
Olivenöl und Essig verrühren, Salz und Pfeffer dazugeben und solange rühren, bis alles aufgelöst ist. Alle restlichen Zutaten hinzufügen und mit einem Mixer oder Quirl ordentlich vermengen. Evtl. noch nachwürzen. Wer es saurer mag, kann noch etwas Zitronensaft beimengen.

*Lucy Pick- Das große Salatbuch*

# Joghurt - Honig - Senf Dressing

Zutaten für 1 Portion:
4 EL Joghurt
1/2 EL Honig
1/2 EL Senf
Salz
Pfeffer
1 EL Dill
1 EL Petersilie

Zubereitung:
Alle Zutaten mit einem Mixer oder Quirl ordentlich vermengen. Evtl. noch nachwürzen.
Schnell und gut!

## Das perfekte Salatdressing

Zutaten für 4 Portionen:
20 ml Zitronenöl
50 ml Traubenkernöl
25 ml Walnussöl
100 ml Balsamico Bianco
1 EL flüssiger Honig
1 EL körniger Dijonsenf
Salz und Pfeffer

Zubereitung:
Alle Zutaten mit einem Mixer oder Quirl ordentlich vermengen. Evtl. noch nachwürzen. Schmeckt immer! Passt sehr gut zu einem grünen Salat mit Pinienkernen und Parmesan.

*Lucy Pick- Das große Salatbuch*

# Salatdressing Sylter Art

Zutaten für 4 Portionen:
1 Becher Joghurt, griechischer (10%)
3 EL saure Sahne
1 Zwiebel, sehr klein gewürfelt
4 EL Olivenöl
2 EL Essig, heller, evtl. weißer Balsamico
1 EL Senf, mittelscharf oder scharf
1 Knoblauchzehe, durch die Presse gedrückt
Milch nach Bedarf
2 EL Dill, frisch gehackt oder TK
Salz
Zucker
Pfeffer, schwarzer
Zitronensaft

Zubereitung:
Alle Zutaten mit einem Mixer oder Quirl ordentlich vermengen. Wenn die Masse zu dick ist, etwas Milch zugeben. Evtl. noch nachwürzen.
Schmeckt immer!

## Salatdressing light

Zutaten für 2 Portionen:
150 g Joghurt, fettarm
1 TL Senf, mittelscharf
2 EL Essig (Weißweinessig)
1 TL Senf, süß
Olivenöl
Salz und Pfeffer
Zitronensaft
Kräuter

Zubereitung:
Alle Zutaten mit einem Mixer oder Quirl ordentlich vermengen. Evtl. noch nachwürzen. Schmeckt immer! Für mehr Pep mit frischen Kräutern aufwerten.

*Lucy Pick- Das große Salatbuch*

# Salatdressing Schweizer Art

Zutaten für 1 Portion:
1 TL Senf, (mittelscharf)
3 EL Mayonnaise
2 EL Öl
1 Spritzer Essig, weinwürziger
Salz und Pfeffer
1 TL Zucker
etwas Wasser
Kräuter für Salat (TK)

Zubereitung:
Die Mayonnaise mit dem Senf verrühren, Essig und Öl unter Rühren hinzufügen. Das Ganze mit Salz, Pfeffer und Zucker abschmecken. So viel Wasser hinzugeben, bis die gewünschte Konsistenz erreicht ist. Die Kräuter unterrühren und anreichen. Passt zu allen Blattsalaten, aber auch zu Nudelsalaten.

*Lucy Pick- Das große Salatbuch*

# Sauerrahm - Senf - Preiselbeer - Salatdressing

Zutaten für 2 Portionen:
1/2 Becher saure Sahne (10%)
3 TL Preiselbeeren, eingemachte
1 TL Senf, mittelscharfer
1 Spritzer Süßstoff
1/2 Zehe Knoblauch, gepresster
1/2 Pck. Kräuter für Salat, gemischte (TK)
1/2 Zwiebel, fein gewürfelt
1 Prise Pfeffer, frisch gemahlener
1 Prise Meersalz
1 Schuss Essig

Zubereitung:
Alle Zutaten mit einem Mixer oder Quirl ordentlich vermengen. Evtl. noch nachwürzen.
Passt zu allen Blattsalaten. Wer es kross mag, kann den Salat mit Kernen aufpeppen.

*Lucy Pick- Das große Salatbuch*

# Joghurt - Knoblauch - Salatdressing

Zutaten für 4 Portionen:
150 g Naturjoghurt
2 TL Crème Fraîche
1 TL Crème Fraîche mit Kräutern
Salz und Pfeffer, weißer
1 TL Honig
2 EL Olivenöl
2 Knoblauchzehen, durchgepresst
1 TL Balsamico, weißer
1 TL Zitronensaft, frisch gepresster

Zubereitung:
Alle Zutaten mit einem Mixer oder Quirl ordentlich vermengen. Evtl. noch nachwürzen.
Wem das Dressing zu süß ist, einfach weniger Honig nehmen.
Am leckersten schmeckt das Dressing, wenn man es mehrere Stunden im Kühlschrank ruhen lässt.

*Lucy Pick- Das große Salatbuch*

## Salatdressing mit Schmand und Kräutern

Zutaten für 4 Portionen:
3/4 Becher Schmand (24%ig)
1 Spritzer Zitronensaft
1/2 TL Zucker
3 EL Weißweinessig
2 EL Kräuter, TK oder frisch gehackt, z. B. Schnittlauch und Petersilie
3 EL Öl
1 1/2 TL Senf, mittelscharfer oder 1 TL Dijonsenf
n. B. Knoblauch
Salz und Pfeffer

Zubereitung:
Alle Zutaten mit einem Mixer oder Quirl ordentlich vermengen. Evtl. noch nachwürzen.
Vor dem Servieren mehrere Stunden in den Kühlschrank stellen, dann können die Gewürze ihren Geschmack voll entfalten.
Schmeckt sehr gut zu Eisbergsalat.

*Lucy Pick- Das große Salatbuch*

# Asiatisches Salatdressing

Zutaten für 4 Portionen:
1 EL Sojasauce
Salz und Pfeffer
2 EL Reisessig
1 TL Honig oder Agaven- / Birnen- / Apfeldicksaft
2 EL Sonnenblumenöl
1 TL Sesamöl

Zubereitung:
Alle Zutaten mit einem Mixer oder Quirl ordentlich vermengen. Evtl. noch nachwürzen.
Schmeckt sehr gut zu grünem Salat mit bestreuten, geröstetem Sesam. Aber auch zu Sprossen.

*Lucy Pick- Das große Salatbuch*

## Basilikum - Vinaigrette

Zutaten für 4 Portionen:
1 Knoblauchzehe, sehr fein geschnitten oder durch die Presse gedrückt
4 EL Parmesan, frisch geriebener
1 EL Basilikum (TK)
6 EL Olivenöl
Salz
3 EL Zitronensaft
Pfeffer

Zubereitung:
Alle Zutaten mit einem Mixer oder Quirl ordentlich vermengen. Evtl. noch nachwürzen.
Schmeckt sehr gut zu Nudelsalat mit Pinienkernen und Tomaten.

*Lucy Pick- Das große Salatbuch*

# Schnelle Vinaigrette Essig - Öl - Senf

Zutaten für 2 Portionen:
8 EL Olivenöl
1 EL Senf, mittelscharfer
4 EL Balsamico
Salz und Pfeffer
1 EL Honig, flüssiger

Zubereitung:
Alle Zutaten mit einem Mixer oder Quirl ordentlich vermengen. Evtl. noch nachwürzen.
Schmeckt immer!
Passt zu jedem Salat oder als Beilage zu frischem Baguette oder Focaccia.

*Lucy Pick- Das große Salatbuch*

## Maracuja - Vinaigrette

Zutaten für 4 Portionen:
1/2 Vanilleschote
3 Maracujas
4 EL Olivenöl
1 EL Honig, (Akazienhonig)
Meersalz
Zucker
Weißer Pfeffer

Zubereitung:
Die Maracujas halbieren, die Kerne herauskratzen, diese mit dem Mark der Vanilleschote, Honig, Salz und Pfeffer verrühren. Das Öl unter kräftigem Rühren langsam unterrühren.
Schmeckt sehr gut zu Spargel und Garnelen.

# Simple Honig - Mandel - Vinaigrette

Zutaten für 2 Portionen:
8 EL Honig
2 EL Mandeln, gehackte

Zubereitung:
Erhitzen Sie den Honig bei 600 Watt ca. 1,5 Minuten lang. Die gehackten Mandeln zum Bestreuen verwenden.
Passt sehr gut zu gebackenem Ziegenkäse oder Camembert. Einfach den Honig über den Käse träufeln und mit den Mandeln bestreuen.

*Lucy Pick- Das große Salatbuch*

## Pfeffer - Vinaigrette

Zutaten für 2 Portionen:
3 TL grüne Pfefferkörner
3 TL Senf, mittelscharf
125 ml Olivenöl
4 EL Essig, (Estragonessig)
Zucker
Pfeffer, schwarzer, grob zerstoßen
Salz

Zubereitung:
Bis auf die Pfefferkörner alle restlichen Zutaten mit einem Mixer sämig rühren. Die Pfefferkörner hinzugeben.
Passt sehr gut zu Rinderfilet und Bohnen. Als Tipp: Bei Braten den Bratensaft mit in die Vinaigrette rühren.

*Lucy Pick- Das große Salatbuch*

## Senf-Vinaigrette

Zutaten für 2 Portionen:
50 ml Wasser
15 ml Weißweinessig oder weißer Balsamico
10 ml Öl
1/2 TL Salz
1 TL Zucker
1 TL Senf
n. B. Basilikumblätter

Zubereitung:
Alle Zutaten mit einem Mixer sämig rühren.
Das Dressing passt sehr gut zu Tomaten und Avocados.

# Schnittlauch - Vinaigrette

Zutaten für 4 Portionen:
2 Eier, hart gekocht
2 EL Aceto Balsamico Bianco
4 EL Gemüsefond
6 EL Öl, Rapsöl oder Sonnenblumenöl
Salz und Pfeffer, aus der Mühle
3 EL Öl, (Walnussöl)
2 EL Schnittlauch, in Röllchen geschnitten

Zubereitung:
Die Eier ca. 9 Min. kochen, abschrecken und pellen. Eigelbe und Eiweiß trennen und separat hacken.
Mit dem Mixer die beiden Ölsorten, den Gemüsefond und den Essig zu einer glatten Masse rühren. Kräftig mit Meersalz und Pfeffer würzen. Die gehackten Eier und den Schnittlauch dazu geben und gekühlt einige Zeit ruhen lassen.

## Balsamico-Vinaigrette

Zutaten für 2 Portionen:
3 EL Öl (Basilikumöl oder Zitronenöl)
Salz und Pfeffer
2 EL Balsamico oder Crema di Balsamico

Zubereitung:
Alle Zutaten mit einem Mixer oder Quirl kräftig verrühren.
Diese simple Vinaigrette passt sehr gut zu Sommersalaten, Rucola und Erdbeeren.

*Lucy Pick- Das große Salatbuch*

# Warme Balsamico - Sahne Vinaigrette

Zutaten für 4 Portionen:
50 ml Balsamico
Speck, gewürfelt
200 ml Sahne
Muskat
Pfeffer
Salz

Zubereitung:
Den Speck in einer Pfanne anbraten. Den Balsamico hinzufügen und kurz köcheln lassen. Mit der Sahne ablöschen und würzen. Ca. 5 Minuten köcheln lassen bis eine cremige Masse entsteht. Etwas abkühlen lassen und zu Feldsalat reichen. Sofort Genießen!

*Lucy Pick- Das große Salatbuch*

# Limetten - Knoblauch - Chili - Koriander - Vinaigrette

Zutaten für 2 Portionen:
1/2 TL Pfeffer, schwarzer, gemahlener
5 Chilischoten (long-red Thai-Chilischoten), entkernt und gehackt
4 große Knoblauchzehen, gehackt
5 Stängel Koriandergrün
1 5 EL Limettensaft, frisch gepresster
Koriander - Wurzel, gehackt
4 EL Fischsauce
1 1/2 EL Palmzucker, gestoßen

Zubereitung:
Die Blätter vom Koriander zupfen und die Stängel klein hacken. Zusammen mit dem Knoblauch und den Chilischoten im Mörser zerstoßen und zerreiben.
Die Fischsauce mit dem Limettensaft und dem Palmzucker verrühren. Die Paste aus dem Mörser hinzugeben und alles gut vermengen.
Achtung: sehr scharf. Passt sehr gut zu Garnelen und anderen Fischsorten.

Lucy Pick- Das große Salatbuch

## Radieschen - Vinaigrette

Zutaten für 4 Portionen:
9 Radieschen
1 Frühlingszwiebel
15 g Kapern
2 Zweige Basilikum
3 EL Balsamico
3 EL Olivenöl
Salz
Pfeffer, schwarzer aus der Mühle

Zubereitung:
Die Radieschen, die Basilikumblätter und die Frühlingszwiebel fein hacken, mit den Kapern vermischen. Aus den restlichen Zutaten mit einem Mixer eine cremige Vinaigrette rühren und die Radieschen Mischung unterheben.
Passt sehr gut zu Blattsalaten und Ente.

*Lucy Pick- Das große Salatbuch*

## Pflaumen-Vinaigrette

Zutaten für 4 Portionen:
3 EL Balsamico, Pflaumen
Salz
3 EL Öl (Traubenkernöl)
2 EL Haselnüsse, geröstet
Ahornsirup
Zimtpulver

Zubereitung:
Bis auf die Haselnüsse alle Zutaten mit einem Mixer zu einer glatten Textur verrühren. Sehr sparsam mit dem Zimt umgehen, da Zimt sehr dominant im Geschmack ist.
Die Vinaigrette passt sehr gut zu Rucola und Mozzarella. Dabei die Haselnüsse zum Schluss auf den Salat streuen.

*Lucy Pick - Das große Salatbuch*

## Pesto - Vinaigrette

Zutaten für 3 Portionen:
1 Zwiebel, gewürfelt
5 EL Essig
2 EL schwarze Oliven, entsteint
Salz und Pfeffer
3 EL Olivenöl
2 EL Pesto

**Zubereitung:**
Zwiebeln schälen und fein würfeln, die Oliven in sehr feine Scheiben schneiden. Die restlichen Zutaten mit einem Mixer zu einer cremigen Vinaigrette verrühren und die Oliven mit den Zwiebeln untermischen.
Passt sehr gut zu Kartoffeln und Tomaten.

# Orangen-Vanille-Vinaigrette

Zutaten für 4 Portionen:
250 ml Orangensaft, frisch gepresst
1 Limette, unbehandelt
1 Vanilleschote, davon das Mark
60 ml Olivenöl
1 Prise Zucker
Salz und Pfeffer

Zubereitung:
Ca. 1 TL Schale von der Limette abreiben, die Hälften separat auspressen.
In einem Topf den Orangensaft, das Vanillemark (auch die Schale hinzufügen) und die eine Hälfte des Limettensaftes zum Kochen bringen, etwas köcheln lassen. Vom Herd nehmen, Vanilleschote entfernen und abkühlen lassen.
Wenn die Masse kalt ist, mit einem Mixer die restlichen Zutaten untermischen und kräftig durchmixen.
Evtl. nochmal abschmecken.

Diese Vinaigrette schmeckt ganz hervorragend zu Feldsalat, aber auch zu anderen grünen Salatsorten.

# Ahornsirup-Vinaigrette

Zutaten für 4 Portionen:
2 EL Ahornsirup
3 EL Öl, neutrales
3 EL Balsamicoessig
Pfeffer
1 Prise Salz

Zubereitung:
Alle Zutaten mit einem Mixer zu einer cremigen Textur verrühren.
Die Vinaigrette passt sehr gut zu Ziegenkäse und Feldsalat.

*Lucy Pick- Das große Salatbuch*

## Ingwer - Vinaigrette

Zutaten für 4 Portionen:
1 Stück Ingwer, walnussgroß
1 Bund Schnittlauch, in Röllchen geschnitten
2 Frühlingszwiebel, in Ringe geschnitten
5 EL Zitronensaft
2 1/2 EL Öl (Sesamöl)
Salz
Pfeffer
2 1/2 EL Öl (Sonnenblumenöl)

Zubereitung:
Das Grün von den Frühlingszwiebeln in Ringe und die hellen Knospen fein hacken.
Den Zitronensaft mit Salz, Pfeffer, den gehackten Zwiebeln und dem Ingwer verrühren. Die Öle nach und nach unterschlagen. Den Schnittlauch und die grünen Frühlingszwiebelringe unterheben.
Diese Vinaigrette passt sehr gut zu Kürbis.

*Lucy Pick- Das große Salatbuch*

## Minze-Vinaigrette

Zutaten für 2 Portionen:
Salz
1 Limette
6 Zweige Minze
Olivenöl
Pfeffer, schwarzer aus der Mühle
Salz, (Fleur de Sel)
1 Prise Chili (Piment d'Espelette)

Zubereitung:
Die Blätter der Minze in sehr feine Streifen schneiden. Die restlichen Zutaten mit einem Mixer zu einer Vinaigrette verrühren. Die Minze unterheben.

Passt sehr gut zu Zucchini, Fisch und Hühnerbrust.

## Zitronen - Honig - Vinaigrette

Zutaten für 4 Portionen:
5 EL Orangensaft
1 EL Essig (Weißweinessig)
1 EL Zitronensaft
1 TL Honig
6 EL Olivenöl
1 EL Senf, körniger oder Honigsenf
etwas Pfeffer, frisch gemahlen
1 EL Kräuter, gehackt ( Rosmarin und Thymian)

Zubereitung:
Alle Zutaten mit einem Mixer zu einer Vinaigrette verrühren. Einige Stunden stehen lassen, so können sich die Aromen sehr gut entfalten.

*Lucy Pick- Das große Salatbuch*

## Orangen - Vinaigrette

Zutaten für 4 Portionen:
1 EL Marmelade (Orangenmarmelade), englisch, bitter
1 Zehe Knoblauch, gepresst
2 TL mittelscharfer Senf, mittelscharf
3 EL Balsamicoessig
20 ml Orangensaft, frisch gepresst
6 EL Sonnenblumenöl

Zubereitung:
Alle Zutaten mit einem Mixer zu einer Vinaigrette verrühren.
Dazu passt gut Feldsalat, Putenbrustfilet und Knoblauchbaguette.

*Lucy Pick- Das große Salatbuch*

## Zwiebel - Vinaigrette

Zutaten für 4 Portionen:
3 EL Essig (Rotweinessig)
6 EL Öl (Oliven- und Sonnenblumenöl mischen)
1 TL Senf, scharfer
1/2 kleine rote Zwiebel, fein gewürfelt
1 Schalotte, fein gewürfelt
1/2 Bund Schnittlauch, in fein Röllchen geschnitten

Zubereitung:
Alles, bis auf die Zwiebeln, den Schnittlauch und der Schalotte mit einem Mixer zu einer cremigen Vinaigrette verrühren. Jetzt das Zwiebelgemüse untermischen.
Passt sehr gut zu Blattsalaten.

## Nuss-Vinaigrette

Zutaten für 4 Portionen:
2 EL Walnussöl
3 EL Essig (Weißweinessig)
3 EL Sonnenblumenöl
1 Prise Zucker
Salz und Pfeffer
30 g Walnüsse, gehackt

Zubereitung:
Alle Zutaten gut verrühren oder in einer Flasche schütteln, mit Salz und Pfeffer würzen und abschmecken. Passt sehr gut zu Feldsalat.

*Lucy Pick- Das große Salatbuch*

# Fruchtige Balsamico-Vinaigrette

Zutaten für 6 Portionen:
1 Pck. Kräuter, gemischte (TK, z. B. 8 Kräuter)
1 kleine rote Zwiebel, fein gewürfelt
8 EL Himbeer Balsamico Essig
4 EL Walnussöl
120 ml Olivenöl
12 EL Sahne
1 TL Zucker
4 TL Senf
Salz und Pfeffer

Zubereitung:
Alle Zutaten mit einem Mixer zu einer cremigen Vinaigrette verrühren.

Passt sehr gut zu Spargel und Eiern.

Lucy Pick- Das große Salatbuch

# Kräuter - Vinaigrette

Zutaten für 4 Portionen:
3 EL Zitronensaft
1 TL mittelscharfer Senf
1/2 rote Zwiebel, gehackt
Pfeffer, schwarz, frisch gemahlen
6 EL Olivenöl
Salz
1/2 Bund Petersilie, gehackt
1/2 Bund Kerbel, gehackt
1/2 Bund Estragon, gehackt

Zubereitung:
Den Zitronensaft mit dem Senf, dem Olivenöl, Salz und Pfeffer kräftig verrühren. Die Zwiebeln, die Petersilie, den Kerbel und das Estragon untermischen.
Passt sehr gut zu Lachs.

*Lucy Pick- Das große Salatbuch*

# Kapern-Vinaigrette

Zutaten für 4 Portionen:
30 ml Olivenöl
Salz und Pfeffer
2 EL Weißweinessig
2 EL Kapern
1 TL Senf
½ TL Salz

Zubereitung:
Alle Zutaten kräftig zu einer Vinaigrette verrühren, evtl. noch mit Salz und Pfeffer nachwürzen.

Passt sehr gut zu Ofenkartoffeln oder Pastinaken.

## Honig - Himbeer - Vinaigrette

Zutaten für 1 Portion:
1/2 EL Himbeeressig
1 EL Olivenöl
1 Spritzer Zitronensaft
1 TL Lavendelhonig, kräftiger

Zubereitung:
Alle Zutaten kräftig zu einer Vinaigrette verrühren, evtl. noch mit Salz und Pfeffer nachwürzen. Dazu passen Erdbeeren mit Basilikum.

## Apfel-Vinaigrette

Zutaten für 4 Portionen:
1 Apfel, möglichst rotschalig
6 EL Sahne
4 EL Brühe
2 EL Rapsöl
4 EL Apfelessig
1 TL flüssiger Honig
Salz
Pfeffer

Zubereitung:
Den Apfel entkernen und mit Schale grob raspeln. Die restlichen Zutaten mit einem Schneebesen kräftig verrühren. Die Apfelmasse unterheben. Evtl. nachwürzen.
Passt sehr gut zu Feldsalat mit Walnüssen.

*Lucy Pick- Das große Salatbuch*

## Vinaigrette für Eisbergsalat

Zutaten für 1 Portion:
2 EL weißer Balsamicoessig
1/2 Zwiebel, fein gewürfelt
2 EL Sonnenblumenöl
1 TL Sojasauce
1 TL Kräutersalz
1 Tropfen Honig
1 EL Crème Fraîche
1 TL Senf, mittelscharf
2 EL Wasser, je nach Belieben
etwas Dill
etwas Schnittlauch

Zubereitung:
Alle Zutaten mit einem Mixer oder Schneebesen kräftig verrühren. Evtl. abschmecken.
Die perfekte Vinaigrette für Eisbergsalat.

*Lucy Pick- Das große Salatbuch*

## Vinaigrette für Hähnchen

Zutaten für 2 Portionen:
1 Zwiebel, fein gewürfelt
1 großer Apfel, geraspelt oder fein gewürfelt
2 EL Honig
2 EL Essig (weiß)
2 EL grober Senf, grob
etwas Crème Fraîche
Salz und Pfeffer
etwas Wasser

Zubereitung:
In einer Pfanne erst die Zwiebeln kurz andünsten, dann die Apfelmasse hinzufügen und mitbraten. Den Essig, Honig, Senf, Salz und Pfeffer unterrühren. Evtl. Wasser hinzugeben, wenn die Masse zu dick wird.
Die Vinaigrette passt perfekt zu Hühnerbrüsten.
Mit einem Klecks Crème fraîche verfeinern.
Mit einem grünen Salat und Reis wird alles perfekt abgerundet.

## Vinaigrette (Russisches Rezept)

Zutaten für 2 Portionen:
1 Salzgurke, klein gewürfelt
1 Zwiebel, fein gewürfelt
2 EL Sonnenblumenöl
2 EL Erbsen, aus der Dose
Salz

Zubereitung:
Alle Zutaten miteinander vermischen. Dieses Dressing ist nach russischer Art passend zu gekochten Kartoffeln und roter Bete.

# Ratatouille - Vinaigrette

Zutaten für 4 Portionen:
1 rote Paprikaschote, in kleine Würfel geschnitten
250 g Tomaten, fein gewürfelt
1 gelbe Paprikaschote, in kleine Würfel geschnitten
100 g Zucchini, klein gewürfelt
1 Zehe Knoblauch, fein gewürfelt oder gepresst
2 Schalotten, fein gewürfelt
1 Bund Petersilie, glatt, geschnitten
100 ml Olivenöl
4 EL Aceto Balsamico
Salz
Pfeffer, frisch gemahlen
3 EL Olivenöl zum Anbraten

Zubereitung:
In einer Pfanne das Olivenöl erhitzen und die Zwiebeln mit dem Knoblauch andünsten. Paprika, Tomaten und Zucchini hinzufügen und mitbraten. Abkühlen lassen. Das Olivenöl und den Essig hinzufügen, salzen und pfeffern, die Kräuter unterheben und alles kräftig umrühren.

Passt super zu Lamm.

## Peperoni - Vinaigrette

Zutaten 4 Portionen:
1 rote Peperoni, fein gewürfelt
1 Frühlingszwiebel, klein gehackt
1 Bund Petersilie, klein gehackt
2 EL Aceto Balsamico
1 TL Dijonsenf
2 EL Weißweinessig
8 EL Olivenöl
Salz
Pfeffer, schwarz

Zubereitung:
Alle Zutaten mit einem Mixer oder Schneebesen kräftig verrühren. Evtl. abschmecken.
Die perfekte Vinaigrette für Mozzarella und Tomaten.

*Lucy Pick- Das große Salatbuch*

## Italienische Vinaigrette

Zutaten für 4 Portionen:
2 Prisen Salz
2 EL Crème Fraîche
2 EL Senf
4 EL Olivenöl
etwas Pfeffer
2 EL Balsamico

Zubereitung:
Alle Zutaten mit einem Mixer oder Schneebesen kräftig verrühren. Evtl. abschmecken.
Die perfekte Vinaigrette für Feldsalat mit Tomaten.

*Lucy Pick- Das große Salatbuch*

· · ·
298

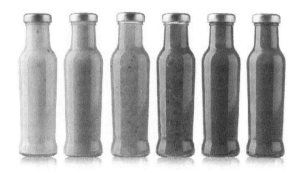

# Kalorienarme Dressings

Lucy Pick- Das große Salatbuch

# Zitronen - Joghurt - Dressing

Zutaten für 2 Portionen:
150 g fettarmer Naturjoghurt
2 EL Kräuter, gemischte, frische oder TK
1 EL Zitronensaft
Salz und Pfeffer, schwarzer

Zubereitung:
Alle Zutaten mit einem Mixer oder Schneebesen kräftig verrühren. Evtl. abschmecken. Die perfekte Vinaigrette für grüne Salate. Abwandelbar z.B.: mit Basilikum für Tomatensalat.

*Lucy Pick- Das große Salatbuch*

## Joghurt - Dressing

Zutaten für 4 Portionen:
150 g fettarmer Joghurt
1 TL Senf
1 EL Zitronensaft
1 EL Schnittlauch, frisch und fein gehackt
1 Prise Zucker oder etwas Honig
1 EL Petersilie, frisch und fein gehackt
etwas Salz und Pfeffer

Zubereitung:
Alle Zutaten mit einem Mixer oder Schneebesen kräftig verrühren. Evtl. abschmecken.
Das perfekte Dressing für Eisbergsalat.

*Lucy Pick- Das große Salatbuch*

# Pikantes Joghurt - Balsamico - Dressing

Zutaten für 4 Portionen:
1 Becher Naturjoghurt
2 EL Balsamico
3 EL Ajvar, nach Belieben auch mehr
1 EL Rapsöl
1 Prise Paprikapulver
1 EL Sojasauce, nach Belieben auch mehr
1 Prise Knoblauchpulver
1 EL Salz
1 Prise Pfeffer, weiß

Zubereitung:
Alle Zutaten mit einem Mixer oder Schneebesen kräftig verrühren. Evtl. abschmecken. Für mehr Schärfe einfach mehr Ajvar hinzugeben. Das Dressing passt sehr gut zu Eisbergsalat.

*Lucy Pick- Das große Salatbuch*

## Schnelles Kräuterquark-Dressing

Zutaten für 4 Portionen:
250 g Kräuterquark (0,2 % Fett)
etwas Wasser
2 EL Milch (1,5 %)
evtl. frische Kräuter, gehackt
Salz und Pfeffer

Zubereitung:
Alle Zutaten mit einem Mixer oder Schneebesen kräftig verrühren. Evtl. abschmecken.
Kalorienarm, fettarm und proteinreich.

## French - Dressing

Zutaten für 2 Portionen:
2 EL Olivenöl
1/2 TL Senf
6 EL Essig (Weinessig)
Salz und Pfeffer
1/4 TL Zucker (oder Süßstoff)

Zubereitung:
Alle Zutaten mit einem Mixer oder Schneebesen kräftig verrühren. Evtl. abschmecken.
Die perfekte kalorienärmere Alternative.

Lucy Pick- Das große Salatbuch

## Dressing mit Joghurt für Blattsalate

Zutaten für 2 Portionen:
120 g Magerjoghurt 1,5%
2 EL Ketchup
1/2 EL Tomatenmark
etwas Tabasco, grün
1 EL Öl, neutral
Zitronensaft
n. B. Pfeffer, frisch gemahlen
n. B. Salz
2 EL Kräuter

Zubereitung:
Alle Zutaten mit einem Mixer oder Schneebesen kräftig verrühren. Evtl. abschmecken.
Das perfekte Dressing für Blattsalate.

*Lucy Pick- Das große Salatbuch*

## Caesar's Dressing Light

Zutaten für 4 Portionen:
200 g Mayonnaise (Light Version)
50 g Parmesan, fein gerieben
150 g Joghurt
2 Zehen Knoblauch, fein gehackt oder gepresst
1 Prise Salz
2 cl Weißwein
1 TL Zucker
1 Prise Pfeffer

Zubereitung:
Alle Zutaten mit einem Mixer oder Schneebesen kräftig verrühren. Evtl. abschmecken.
Das Dressing passt prima zu Hähnchen, Eisbergsalat und Römersalat.

# Limone - Joghurt - Dressing

Zutaten für 4 Portionen:
150 g Joghurt
Süßstoff, flüssig
1 Limone
1 EL Milch oder Kondensmilch (fettarm)

Zubereitung:
Die Limone auspressen und mit den restlichen Zutaten mit einem Mixer oder Schneebesen kräftig verrühren. Evtl. abschmecken.
Passt sehr gut zu Obstsalaten. Tipp: Gehackte Haselnüsse auf den fertigen Obstsalat streuen.

*Lucy Pick- Das große Salatbuch*

# Dressing für Krautsalat

Zutaten für 6 Portionen:
2 TL Senf, mittelscharf
3 EL Essig
3 EL Joghurt
Salz und Pfeffer
Kräuter, nach Geschmack
Paprikapulver
1 Spritzer Süßstoff
evtl. Chiliflocken
evtl. Ingwer

Zubereitung:
Alle Zutaten mit einem Mixer oder Schneebesen kräftig verrühren. Evtl. abschmecken. Chiliflocken und Ingwer verleihen dem Dressing die Würze, können aber auch weggelassen werden. Auch der Süßstoff kann gegen normalen Zucker ausgetauscht werden.

*Lucy Pick- Das große Salatbuch*

## American Dressing

Zutaten für 4 Portionen:
150 g Joghurt, 3,5%
5 EL Ketchup
100 g Crème Fraîche light, mit Kräutern
2 TL Senf
etwas Zitronensaft
2 TL Zucker
n. B. Petersilie, fein gehackt

Zubereitung:
Alle Zutaten mit einem Mixer oder Schneebesen kräftig verrühren. Evtl. abschmecken. Das Dressing bis zum Gebrauch kühl stellen. Die Petersilie kurz vorm Servieren unterheben und nochmal umrühren.
Schmeckt sehr gut auf Sandwiches und Hamburger.

*Lucy Pick- Das große Salatbuch*

## *Cremiges Dressing*

Zutaten für 4 Portionen:
150 g Naturjoghurt
1 Pck. Vanillinzucker
150 g Quark
1 TL Zucker (Alternativ Streusüße Stevia)
1 Pck. Vanillezucker (Bourbon-)

Zubereitung:
Alle Zutaten mit einem Mixer oder Schneebesen kräftig verrühren. Mit Zucker oder Stevia abschmecken.
Das süße Dressing für Obstsalat.

# Kräuter Dressing

**Zutaten für 4 Portionen:**
1/2 Bund Kräuter für grüne Sauce, (z.b. Petersilie, Pimpinelle, Kresse, Borretsch, Kerbel, Sauerampfer, Schnittlauch), fein gehackt
100 ml Milch
150 g Vollmilchjoghurt
2 El Zitronensaft
Pfeffer
Salz
1 Prise Zucker

**Zubereitung:**
Alle Zutaten mit einem Mixer oder Schneebesen kräftig verrühren. Evtl. abschmecken.
Das perfekte Dressing für alle Blattsalate.

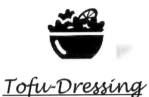

## Tofu-Dressing

Zutaten für 2 Portionen:
150 g Seidentofu
2 EL Zitronensaft
2 EL Agavendicksaft
Salz
3 EL Rapsöl
Pfeffer

Zubereitung:
Alle Zutaten mit einem Mixer oder Schneebesen kräftig verrühren. Evtl. abschmecken.
Das Dressing passt sehr gut zu Endiviensalat.

## Pflaumen-Dressing

Zutaten für 4 Portionen:
2 EL Pflaumenmus
4 EL Rotweinessig
5 EL Apfelsaft
Salz
5 EL Olivenöl
Pfeffer

Zubereitung:
Alle Zutaten mit einem Mixer oder Schneebesen kräftig verrühren. Evtl. abschmecken.
Passt sehr gut zu Rucola und anderen Blattsalaten.

*Lucy Pick- Das große Salatbuch*

## Seidentofu-Dressing

Zutaten für 4 Portionen:
200 ml naturtrüber Apfelsaft
3 EL Sojasauce
4 EL Apfelessig
5 EL Rapsöl
400 g Seidentofu

Zubereitung:
In einem Topf den Apfelsaft so lange kochen, bis eine dickflüssige Masse entsteht. Kurz abkühlen lassen. Die Flüssigkeit vom Tofu abgießen und zu dem Apfelsaft geben, die restlichen Zutaten hinzufügen und mit einem Mixer oder Schneebesen kräftig verrühren. Evtl. abschmecken.
Das Dressing passt sehr gut zu Kohlrabi und Möhren..

*Lucy Pick- Das große Salatbuch*

## Insel-Dressing

Zutaten für 6 Portionen:
4 EL Salatcreme
150 g Joghurt
3 EL Ketchup
120 ml Orangensaft, frisch gepresst
Salz
Cayennepfeffer
Pfeffer
4 Stiele Petersilie, fein gehackt
60 g rote Spitzpaprika, klein gewürfelt

Zubereitung:
Alle Zutaten, bis auf die Paprikawürfel und die Petersilie mit einem Mixer oder Schneebesen kräftig verrühren. Evtl. abschmecken. Jetzt die Paprika und Petersilie unterheben und verrühren.
Passt sehr gut zu Eisbergsalat.

# Salatdressing mit Buttermilch

Zutaten für 4 Portionen:
1 Becher Buttermilch
1 rote Zwiebel, fein gewürfelt
1/2 EL Zucker
1 Zitrone, ausgepresst
1 TL Schnittlauch, in Röllchen geschnitten
1 TL Rapsöl
Salz und Pfeffer

Zubereitung:
Alle Zutaten mit einem Mixer oder Schneebesen kräftig verrühren. Evtl. abschmecken.
Mit frischem Dill schmeckt das Dressing auch sehr gut zu Gurkensalat.

Lucy Pick- Das große Salatbuch

# Salatdressing mit Frischkäse und Tomatenmark

Zutaten für 6 Portionen:
4 EL Frischkäse
3 EL Tomatenmark
100 ml Milch
1 TL Salz
Pfeffer
1 1/2 TL Zucker
Paprikapulver
1 Spritzer Zitronensaft
1 Spritzer Tabasco
evtl. Essig

Zubereitung:
Alle Zutaten mit einem Mixer oder Schneebesen kräftig verrühren. Evtl. abschmecken. Mit mehr Frischkäse, Tomaten- und Paprikastückchen auch sehr lecker als Brotaufstrich.

*Lucy Pick- Das große Salatbuch*

# Salatdressing Low Fat

Zutaten für 2 Portionen:
150 ml Naturjoghurt
2 EL Ketchup
1/4 TL Knoblauch, gehackt
1/2 TL Senf
1 EL Milch
1/4 TL Sojasauce
Salz und Pfeffer
1/2 TL Honig

Zubereitung:
Alle Zutaten mit einem Mixer oder Schneebesen kräftig verrühren. Evtl. abschmecken.
Das Dressing passt Blattsalaten, Eier, Krabben und Thunfisch.

Lucy Pick- Das große Salatbuch

# Leichte Salatsoße für Kartoffelsalat

Zutaten für 4 Portionen:
1 Becher Naturjoghurt
1 Knoblauchzehe, durchgepresst
1 TL scharfer Senf
1 TL Honig
1 hartgekochtes Ei, klein gewürfelt
Salz und Pfeffer
1 Gewürzgurke, klein gewürfelt
1 Scheibe gekochter Schinken, in kleine Stücke geschnitten
1/2 Apfel, klein gewürfelt
Kräuter, nach Geschmack
1/4 Salatgurke, klein gewürfelt
2 TL Öl oder 4 TL Salatcreme light

Zubereitung:
Alle Zutaten mit einem Schneebesen kräftig verrühren. Evtl. abschmecken.
Die leichte Alternative für Kartoffelsalat.

Lucy Pick- Das große Salatbuch

## Leckeres und fettarmes Dressing

Zutaten für 1 Portion:
1 TL Kürbiskernöl
1/2 TL Salz
1 EL Schmand
2 EL Balsamico
50 ml Wasser
1 EL Senf

Zubereitung:
Alle Zutaten mit einem Mixer oder Schneebesen kräftig verrühren. Evtl. abschmecken.
Passt sehr gut zu Feldsalat und Gurken.

## Salatsauce für grünen Salat

Zutaten für 2 Portionen:
1 EL Balsamico
6 EL kaltes Wasser
1 EL Apfelessig
1/4 TL Jodsalz oder Kräutersalz
1/2 TL Senf
1/2 TL Zucker
1 Knoblauchzehe, klein gewürfelt
1 TL Gewürzmischung für Salat
1/4 Zwiebel, klein gewürfelt
2 EL Naturjoghurt
1 EL Öl

Zubereitung:
Alle Zutaten mit einem Mixer oder Schneebesen kräftig verrühren. Evtl. abschmecken.
Das Dressing hält sich im Kühlschrank mindestens 4 Tage.

*Lucy Pick- Das große Salatbuch*

# Orangen - Mohn - Dressing

Zutaten für 4 Portionen:
100 ml fettarmer Naturjoghurt
1/2 TL Senf, gemahlen
1/2 EL Honig
1 EL Zwiebel, geriebene
1 TL Mohn
1/2 EL Orangensaft
1/2 TL abgeriebene Zitronenschale
2 Tropfen Chilisauce

Zubereitung:
Alle Zutaten mit einem Mixer oder Schneebesen kräftig verrühren. Evtl. abschmecken. Zugedeckt für 2 Stunden im Kühlschrank ziehen lassen.
Das perfekte Dressing für Blattsalate.

*Lucy Pick- Das große Salatbuch*

## Schlanke Vinaigrette

Zutaten für 2 Portionen:
1 kleine Schalotte, klein gewürfelt
3 EL Olivenöl
2 EL Balsamico, weiß
1/2 TL Salz
1 TL Senf, süß
1 TL Zucker
1 TL Senf, mittelscharf
1 TL Gemüsebrühe, Instant
6 EL Wasser
Pfeffer, schwarz

Zubereitung:
Alle Zutaten mit einem Mixer oder Schneebesen kräftig verrühren. Evtl. abschmecken. Wer die Vinaigrette süßer mag, einfach mehr Zucker untermischen.

Passt sehr gut zu Blattsalaten.

Lucy Pick- Das große Salatbuch

## Dillsauce

Zutaten für 2 Portionen:
2 Bund Dill, gehackt
1 EL saure Sahne
125 ml Naturjoghurt, fettarmer
Salz und Pfeffer
1 TL Zitronensaft

Zubereitung:
Alle Zutaten mit einem Mixer oder Schneebesen kräftig verrühren. Evtl. abschmecken.
Zugedeckt für 2 Stunden im Kühlschrank ziehen lassen.
Die Sauce passt sehr gut zu Gurken oder Gebratenem.

*Lucy Pick- Das große Salatbuch*

# Joghurtdressing - optimal für Gurkensalat

Zutaten für 2 Portionen:
150 g fettarmer Joghurt
2 TL Olivenöl
4 TL Balsamico Bianco
1 TL Senf, mittelscharfer
1 Zehe Knoblauch, gepresst
1/2 TL Süßstoff
1 EL Dill, frisch oder Tiefkühlware
1 Zehe Schalotte, klein gewürfelt

Zubereitung:
Alle Zutaten mit einem Mixer oder Schneebesen kräftig verrühren. Evtl. abschmecken.
Zugedeckt für 2 Stunden im Kühlschrank ziehen lassen.
Durch die Dill Note passt das Dressing sehr gut zu Gurkensalat.

*Lucy Pick- Das große Salatbuch*

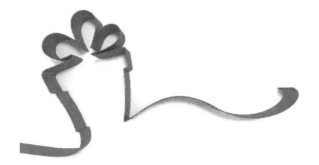

# BONUS

Ich habe mich gefragt, wie kann ich Ihnen helfen noch besser, leckerer und gesünder zu kochen? Wie kann ich behilflich sein ihre Ziele erfolgreich umzusetzen?

Die Antwort ist so simpel wie genial und sie lautet: Werden Sie zum Kochprofi! Ich schenke Ihnen mein Ebook „101 Tipps Kochen wie ein Profi".

**Geniale Tricks von Profis für Sie!**

<u>Worauf können Sie sich freuen?</u>
- Richtig Grillen
- Der perfekte Braten
- Die passende Sauce
- Umgang mit Obst und Gemüse
- Richtig Kochen mit Reis, Nudeln, Kartoffeln...
- Geheime Tipps (die Sie bestimmt noch nie gehört haben)
- Backen wie die Oma
- Essen verbrannt, was nun?

*Lucy Pick- Das große Salatbuch*

Alles was Sie tun müssen, mir eine Email schreiben mit dem Betreff: Ja, ich will das Gratis Ebook!

Email- Adresse lautet:
Ebook-Gratis@gmx.de

Ihre Email-Adresse wird weder gespeichert, noch in irgendeiner anderen Form weitergegeben. Sie erhalten keine weiteren Emails. Dies ist ein kostenloses Geschenk für meine Leser und beinhaltet lediglich ein Ebook als PDF Version.

*Lucy Pick- Das große Salatbuch*

*328*

*Quellenangabe:*
- eigene Versuche und Experimente von Familie und Freunden

Internetquellen:
- https://epdf.tips/backen.html
- https://docplayer.org/81679210-Gefluegel-glutenfrei-es-sind-gesammelte-rezepte-teils-nochnicht-probiert.html
- https://epdf.tips/salate-331-rezepte.html
https://www.kcrr.ch/media/8f3a0bd8c1d569e5ffff871fa426365.docx
http://doriskochbuch.blogspot.com/2012/01/salate.html
- https://docplayer.org/66549420-Musste-teilweise-die-ueberschriften-umstellen-teilen-damitich-sie-besser-sortieren-konnte.html
- http://idtadge.de/IDT-3/Rezepte/Fleisch/Gefl%C3%BCgel/Huhn/Huhn.htm
- https://epdf.tips/meine-besten-salate.html


Fotoquellen:
- Depositphotos.com

*Lucy Pick- Das große Salatbuch*

Das Werk einschließlich aller seiner Teile ist urheberrechtlich geschützt. Jede Verwertung ist ohne schriftliche Zustimmung des Autors unzulässig. Darunter fallen auch alle Formen der elektronischen Verarbeitung. Die Wiedergabe von Gebrauchsnamen, Handelsnamen, Warenbezeichnungen usw. in diesem Werk berechtigt auch ohne besondere Kennzeichnung nicht zu der Annahme, dass solche Namen im Sinne der Warenzeichen- und Markenschutzgesetzgebung als frei zu betrachten wären und daher von jedermann benutzt werden dürfen. Der Autor übernimmt keinerlei Gewähr für die Aktualität, Korrektheit, Vollständigkeit oder Qualität der bereitgestellten Informationen und weiteren Informationen. Haftungsansprüche gegen den Autor, welche sich auf Schäden materieller oder ideeller Art beziehen, die durch die Nutzung oder Nichtnutzung der dargebotenen Informationen bzw. durch die Nutzung fehlerhafter und unvollständiger Informationen verursacht wurden, sind grundsätzlich ausgeschlossen, sofern seitens des Autors kein nachweislich vorsätzliches oder grob fahrlässiges Verschulden vorliegt.

*Lucy Pick- Das große Salatbuch*

© Lucy Pick
1. Auflage 2019 Alle Rechte vorbehalten. Nachdruck, auch auszugsweise, verboten. Kein Teil dieses Werkes darf ohne schriftlich Genehmigung des Autors in irgendeiner Form reproduziert, vervielfältigt oder verbreitet werden.
Kontakt: Lucy Pick
c/o Autoren.Services
Zerrespfad 9
53332 Bornheim
Covergestaltung: Lucy Pick
Coverfoto: Depositphotos.com
Fotos im Buch: Depositphotos.com
Taschenbuch wird gedruckt bei: Amazon Media EU S.á r.l., 5 Rue Plaetis, L- 2338, Luxembourg

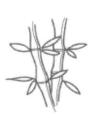

*Lucy Pick- Das große Salatbuch*